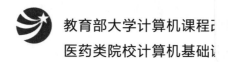 教育部大学计算机课程改
医药类院校计算机基础i

U0586097

大学计算机

——医学计算技术进阶

主　编　卢虹冰　张国鹏
副主编　刘　洋　肖　峰
　　　　梁建坤

中国教育出版传媒集团
高等教育出版社·北京

内容提要

本书结合医学相关专业的教学特点，重点培养学生的医学计算能力，书中的案例设计紧贴医学、医药和临床等专业典型问题的解决方案。其主要内容包括 Python 程序设计及医学数据分析处理、数据库的基础理论和结构化查询语言、医学信息数据库系统和智能医学几大部分。

本书既可作为医药类院校各专业和综合性院校的医药相关专业学生的"大学计算机基础""Python 程序设计"等相关课程的教材，也可作为医药卫生领域中的医、教、研人员以及对计算机在医学领域应用感兴趣的 IT 工作者的参考用书。

图书在版编目（CIP）数据

大学计算机 : 医学计算技术进阶 / 卢虹冰，张国鹏主编 ；刘洋，肖峰，梁建坤副主编 . -- 北京 : 高等教育出版社，2024.11

ISBN 978-7-04-059794-3

Ⅰ.①大… Ⅱ.①卢… ②张… ③刘… ④肖… ⑤梁… Ⅲ.①计算机应用－医学－高等学校－教材 Ⅳ.① R319

中国国家版本馆 CIP 数据核字（2023）第 013465 号

Daxue Jisuanji：Yixue Jisuan Jishu Jinjie

策划编辑 孙美玲	责任编辑 孙美玲	封面设计 王 鹏	版式设计 明 艳
责任绘图 于 博	责任校对 刁丽丽	责任印制 赵 佳	

出版发行	高等教育出版社	网 址	http://www.hep.edu.cn
社 址	北京市西城区德外大街 4 号		http://www.hep.com.cn
邮政编码	100120	网上订购	http://www.hepmall.com.cn
印 刷	大厂回族自治县益利印刷有限公司		http://www.hepmall.com
开 本	787mm×1092mm 1/16		http://www.hepmall.cn
印 张	13.75		
字 数	310千字	版 次	2024 年 11 月第 1 版
购书热线	010-58581118	印 次	2024 年 11 月第 1 次印刷
咨询电话	400-810-0598	定 价	28.00 元

前　言

传统的大学计算机基础课程注重讲授计算机基础知识及基本操作,主要培养学生利用计算机技术处理信息的能力。随着计算机和互联网的日益普及,人们获取知识的途径更为便捷多样,学生的计算机知识层次和能力水平的差别也越来越大,这使得大学计算机的传统授课模式受到了冲击。随着大数据、云计算、人工智能等新技术的发展和应用,传统大学计算机基础类课程的教学知识体系改革也迫在眉睫。

针对以上情况,中国高校计算机教育 MOOC 联盟医药院校工作组(以下简称“工作组”)联合北京大学医学部、空军军医大学、山西医科大学、大连医科大学、沈阳药科大学等多所医药类院校对“大学计算机基础”课程体系进行改革,结合医药类院校的特点,构建了以互联网为平台、多家医药类院校“共建共享”的在线教学新模式。在知识体系方面,工作组对计算机系统及计算思维、医学信息的处理和分析、医学数据的存储和管理、计算机网络与互联网、多媒体技术及其医学应用等经典内容进行重新梳理,贯穿了计算思维培养理念,增加了 Python 程序设计的相关内容来强化算法和逻辑思维训练。基于新的知识体系,工作组成立编委会,编写了本书,其目标定位是服务于各层次医药类院校计算机基础课程的教学。本书共分为 8 章,内容主要涵盖 Python 程序设计及医学数据分析处理、数据库的基本理论和结构化查询语言、医学信息数据库系统和智能医学 4 大部分。本书可供医药类院校的师生进行计算机基础课程的系统化学习,推荐和《大学计算机——医学计算技术基础》(高等教育出版社,ISBN:978-7-04-054742-9)配套使用;也可以单独使用,供有一定计算机基础知识的读者进行基于 Python 语言的医学数据分析处理等的进阶学习。

本书有以下特点。

1. 结合医药类院校的教学特点,在计算思维方面重点突出医学计算,案例设计紧贴医学、医药和临床典型问题的解决方案。

2. 完备的理论学习和实训相配套。多数章节都设计有针对性的实训操作练习,实现理论知识的进一步完善和巩固,并适度拓展,训练学生的计算思维,提升学生分析解决问题和动手操作的能力。

3. 结合计算机技术更新快和信息媒体的优势,采用新形态形式出版。其中拓展资料、实训操作的素材和参考源代码等,均可通过配套的课程网站获取。

本书第 1 章由肖峰和季晓玉编写,第 2 章由张国鹏编写,第 3 章由见伟平编写,第 4 章由李改霞编写,第 5 章由吕晓燕编写,第 6 章由梁建坤编写,第 7 章由孙伟和刘文磊编写,第 8 章由刘洋和徐肖攀编写,全书由卢虹冰、张国鹏统稿。编写过程中还得到了大连医科大学、山西医科大学、天津医科大学、空军军医大学和西安交通大学等相关专家的指导和帮助,在此表示

前言

诚挚感谢。由于时间仓促和水平有限,书中难免存在疏漏,欢迎读者提出宝贵意见。作者邮箱:
zhanggp@fmmu.edu.cn。

编　者

2022 年 9 月

目　录

第 **1** 章

程序设计和 **Python** 编程环境概述

1.1 程序设计的概念和 Python 语言的特点

1.1.1 程序和程序设计

现实生活中的程序,是指做一件事或解决一个问题所采用的一系列固定步骤。例如,制作宫保鸡丁的流程,一部电影的脚本,或者是计算某个数的平方根的步骤。而对于计算机来说,程序是指一组定义如何进行计算的指令的集合。人通过程序给计算机下达命令,由计算机来执行命令,也就是运行程序,并以文字、图像、声音、动画等各种形式向人反馈执行命令的结果。

程序本质上就是一组详细的分步指令,确切地告诉计算机做什么。程序设计就是按照某种特定规则组织计算机指令的过程。设计出不同的程序,计算机就会执行不同的动作序列,进而完成不同的任务。人们常说的"编程"就是指程序设计。

程序设计是一项非常有意义且具有挑战性的工作。计算机程序可以帮助人们解决各个领域的问题,正确的程序能够显著提高解题效率,节约时间成本,节省人力、物力资源,甚至完成人类无法完成的任务。

那编程时,用什么语言编写指令计算机才能理解呢? 这就是程序设计语言。程序设计语言包括 3 个大类:机器语言、汇编语言和高级语言。

机器语言是由 0 和 1 组成的二进制代码,是内嵌在计算机内的原始指令集。它直接使用二进制代码表达指令,是计算机硬件可以直接识别和执行的程序设计语言。而不同计算机结构的机器指令是不同的。

直接用机器语言编写程序是一件非常烦琐且难以完成的工作,而且二进制代码的程序难以阅读和修改,因此人们找到了一个替代的方法,使用简短的描述性单词(助记符)表示机器语言指令,这些助记符与机器语言中的指令进行一一对应,在计算机发展早期能够帮助程序员提高编程效率。例如,"ADD AX,1"表示将寄存器 AX 中的数值加 1。与机器语言类似的是,在不同的计算机结构中,汇编语言也不同,不同的平台之间也不能直接移植。

高级语言是针对上述两种低级语言而言的,其语法和结构更接近人类的自然语言,且远离

1

对硬件的直接操作,使得人们学习和使用方便很多。它的语言结构和计算机本身的硬件以及指令系统无关,可阅读性更强,能够方便地表达程序的功能,更好地描述使用的算法。例如,要将 x 的值加 1,则表达式为 x = x + 1,这个表达式的代码只与程序设计语言有关,与计算机结构无关,同一种程序设计语言在不同计算机上的表达方式是相同的。

高级语言种类繁多,例如,1957 年诞生的用于科学计算的 FORTRAN 语言,用于商业领域的 COBOL 语言,被称为"初学者通用符号指令代码"的 BASIC 语言,1972 年诞生至今仍然深受欢迎的 C 语言,面向对象的 Python 语言和 Java 语言,专门针对 Web 动态网页开发的 PHP 语言,谷歌公司推出的 Go 语言,以及苹果公司发布的 Swift 语言等。

从近几年互联网行业内的应用情况来看,Java、Python、C#、PHP、C ++ 、C 等语言的应用比较普遍。其中,Java、Python 和 C# 属于全场景程序设计语言,能够用于编写多种用途的程序。而 Python 语言是当前热度比较高的编程语言之一,近两年随着大数据和人工智能等技术的发展,Python 语言的上升趋势也非常明显。Python 语言可以用于 Web 开发、大数据、人工智能和嵌入式开发等领域,可以说 Python 语言在应用场景上是非常多的,与其他编程语言的整合也相对比较容易,因此也把 Python 称为"胶水语言"。相信随着大数据和人工智能的落地应用,未来 Python 语言的应用边界会得到进一步拓展。

1.1.2　程序的执行方式

如何将高级语言"翻译"成计算机可以直接执行的机器语言呢? 有两种方法可以实现,即编译和解释。

编译是将源代码转换成目标代码的过程,通常源代码是高级语言代码,目标代码就是机器语言代码,执行编译的计算机程序称为编译器。如图 1.1 展示了编译的过程,其中虚线表示机器代码的执行,即运行程序。编译器将源代码转换成目标代码,计算机可以直接运行这个代码得到结果。

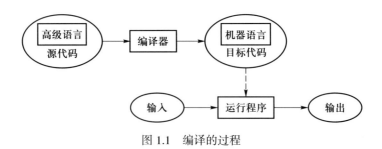

图 1.1　编译的过程

解释是将源代码逐条转换成目标代码同时逐条运行目标代码的过程。执行解释的计算机程序称为解释器。图 1.2 展示了解释的过程,解释器一条一条地翻译源代码指令,同时根据输入数据去执行源代码,输出结果。

编译与解释的区别在于,编译是一次性翻译,一旦程序被编译成目标代码,则可以重复运行,也不再需要编译器或者源代码了。解释则是每次运行程序时都需要解释器和源代码。

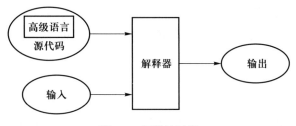

图 1.2　解释的过程

编译的优点在于,编译器一般会有预编译的过程对代码进行优化。因为编译只做一次,运行时不需要编译,所以编译型语言的程序执行效率高,可以脱离语言环境独立运行。缺点是编译之后如果修改源代码,则需要将整个模块重新编译。编译的时候根据对应的运行环境生成机器码,不同的操作系统之间移植就会有问题,需要根据运行的操作系统环境编译不同的可执行文件。

解释的优点是有良好的平台兼容性,在安装了解释器的任何环境中都可以运行。同时解释执行需要保留源代码,有利于程序纠错和维护。缺点就是每次运行的时候都要解释一遍,性能上不如编译型语言。

编译实现的语言有 C、C++等,解释型语言有 JavaScript、PHP 等。Python 语言也是一门解释型的语言,但是出于效率的考虑,它的解释器也保留了编译器的部分功能。Python 的解释器由一个编译器和一个虚拟机构成,编译器负责将源代码转换成字节码文件,而虚拟机负责执行字节码,所以,Python 语言的执行过程中其实也有编译过程,只不过这个编译过程并不是直接生成目标代码,而是生成中间代码(字节码),然后再通过虚拟机来逐行解释执行字节码。

1.1.3　Python 语言概述

1989 年 12 月,Guido Van Rossum 在阿姆斯特丹为了打发圣诞节假期,决定开发一个新的解释程序,作为 ABC 语言的后继,1991 年,第一个 Python 解释器诞生,它是用 C 语言实现的,并能够调用 C 语言的库文件。该语言"Python"的命名来自 Guido 本人非常喜欢的一个情景剧 Monty Python's Flying Circus。Python 是蟒蛇的意思,Guido 命名这个语言时并没有取 Python 这个单词的本义,但随着 Python 的蓬勃发展,代表 Python 语言的图标最终都被设计成了抽象的蟒蛇形状。

Python 语言是开源的,可以在 Python 官方网站上下载适合自己计算机操作系统的版本。Python 的开发是由社区驱动的,是互联网大范围协同合作的结果。Python 软件基金会(Python Software Foundation,PSF)是一个独立的非营利组织,它拥有 Python 2.1 及以上各版本的版权。PSF 的使命是推进与 Python 编程语言相关的开源技术,并推广 Python 语言的使用。

Python 1.x 能够支持异常处理、函数定义等,开发了核心数据结构。2000 年,Python 2.0 正式发布,解决了其解释器和运行环境中的诸多问题,支持列表解析、垃圾收集器和 Unicode 编码等。2010 年,发布了 Python 2.7,此版本为 2.x 版本的最后一版。

2008 年,Python 3.0 正式发布,这个版本在语法层面和解释器内部进行了重大革新,解

3

释器内部采用完全面向对象的方式实现。值得注意的是,Python 的 3.x 版本不向下兼容,扫除了编程结构和模块上的冗余和重复。本书讲述的是 Python 3.x 版本的语法,本书统一使用 Python 3.8 开发环境。

1.1.4　Python 语言的应用范围

Python 语言继承了多种优秀的程序设计语言的特性,是一种高级动态、完全面向对象的语言,是一种功能强大的通用编程语言,且广受好评。很多知名网站或应用,都是使用 Python 语言进行开发的。例如,豆瓣网使用 Python 建立图书、唱片、电影等文化产品的资料数据库网站,谷歌公司在很多项目中用 Python 作为网络应用的后端,如谷歌地图等。Python 语言的应用范围十分广泛,主要体现在如下几个方面。

1. 科学计算和可视化

Python 被广泛应用于科学计算中。Python 拥有一大批支持科学计算及可视化的第三方库,如 NumPy、SciPy、Matplotlib 等,使得 Python 可以更高效地完成科学计算、绘制高质量的 2D 和 3D 图像等任务,经常被应用于生物信息学、物理、建筑、生命科学等领域。

2. Web 开发

最近,基于 Python 的 Web 框架在 Web 开发中变得非常流行,例如 Django、Flask 等。Python 的 Web 框架为 Web 开发提供了更高层次的抽象,开发者可以把更少的精力花在各种响应的区分上,而把主要的精力用在响应的内容上。

3. 数据库编程

Python 提供了所有主流的数据库接口,如 Oracle、ODBC、MySQL、Sybase 等。Python 定义了一种脚本,可以存取 SQL 数据库系统的可移植应用程序接口(application programming interface,API),这个 API 对于各种底层应用的数据库系统都是统一的。

4. 系统编程

Python 拥有操作系统服务的内置接口,使其成为可移植的操作系统维护工具,进而能方便地进行系统维护和管理。

5. 人工智能

Python 在人工智能领域内的机器学习、神经网络、深度学习等方面都是主流的编程语言。流行的神经网络框架,如 Facebook 的 PyTorch 和谷歌公司的 TensorFlow 都采用了 Python 语言。

当然,Python 语言能做的事情远不止上述所列,因为有强大而丰富的第三方函数库支持,使得 Python 语言在各个领域都表现出色。

1.1.5　Python 语言的特点

Python 语言易学、易用、易维护、扩展能力强,是一门受欢迎的语言。它的特点列举如下。

1. 开源免费

Python 语言的解释器和函数库是完全开放源代码的。尽管并不是每个人都要去学习、研究,但有源代码以及文档资源提供帮助,能极大地提高学习效率。它可以共享、复制和交换,这也帮助 Python 形成了强大的社区,使它更加完善,技术发展更快。

2. 简单易用

Python 语言的设计目标之一就是能够学习方便,使用简单。简洁的语法能够让程序员专注于解决问题而不是过多关注语言本身。

3. 面向对象

Python 语言继承了多种优秀语言的特性,是一种高级动态、完全面向对象的语言。函数、模块、数字、字符串都是对象,并且完全支持继承、重载、派生、多继承,有益于增强源代码的复用性。

4. 可移植性

用 Python 语言编写的程序可以在任何安装了解释器的平台上运行。除了语言的解释器外,Python 语言发行时自带的标准库和模块在实现上也都尽可能地考虑了跨平台的移植性。

5. 胶水语言

Python 语言能够以多种方式轻易地与其他语言编写的组件"接"在一起,可以集成 C、C++、Java 等语言编写的代码模块。

6. 丰富的库

Python 语言的解释器提供了几百个内置类和函数库,世界各地的开发者通过开源社区贡献的十几万个第三方函数库,覆盖了各个应用领域。

7. 强制缩进

Python 语言要求强制缩进来表达语句间的逻辑关系,提高了程序的可读性、可维护性。

Python 解释器以函数库的形式内置了一个文件,被称为"Python 之禅"。这段文字是 Tim Peters 所写,内容是介绍编写 Python 程序的重要原则,也体现了 Python 语言的设计理念。

在 IDLE 交互环境中输入如下语句:

```
>>> import this
```

则可以看到如下优美的文字。

```
The Zen of Python, by Tim Peters

Beautiful is better than ugly.

Explicit is better than implicit.

Simple is better than complex.

Complex is better than complicated.

Flat is better than nested.

Sparse is better than dense.

Readability counts.

Special cases aren't special enough to break the rules.
```

Although practicality beats purity.

Errors should never pass silently.

Unless explicitly silenced.

In the face of ambiguity, refuse the temptation to guess.

There should be one—and preferably only one—obvious way to do it.

Although that way may not be obvious at first unless you're Dutch.

Now is better than never.

Although never is often better than*right*now.

If the implementation is hard to explain, it's a bad idea.

If the implementation is easy to explain, it may be a good idea.

Namespaces are one honking great idea—let's do more of those!

参考翻译如下。

Python 之禅　　作者 Tim Peters

优美胜于丑陋

明了胜于晦涩

简洁胜于复杂

复杂胜于凌乱

扁平胜于嵌套

间隔胜于紧凑

可读性很重要

即便假借特例的实用性之名,也不可违背这些规则

不要放过所有错误,除非你确定指定要这样做

当存在多种可能,不要尝试去猜测

而是尽量找一种,最好是唯一一种明显的解决方案

虽然这并不容易,因为你不是 Python 之父

做好过不做,但不假思索就动手还不如不做

如果你难以向人们讲清楚你的方案,那肯定不是一个好方案

如果你很容易向人讲清楚你的方案,那可能是一个好方案

命名空间是一种绝妙的理念,我们应当多加利用!

　　通过 Python 之禅可以看出 Python 是以编写优美的代码为目标的,基本原则是简洁、清晰明了,要保持接口关系清晰,尽量减少嵌套,程序是可读且易读的。请读者认真体会 Python 之禅所蕴含的 Python 设计哲学,在今后的编程之路上,将此理念贯彻其中。

1.2　Python 语言开发环境

1.2.1　安装 Python 语言解释器

安装了 Python 语言的解释器,就可以开始运行 Python 程序了。Python 语言的解释器可以在 Python 官方网站中下载,如图 1.3 所示。

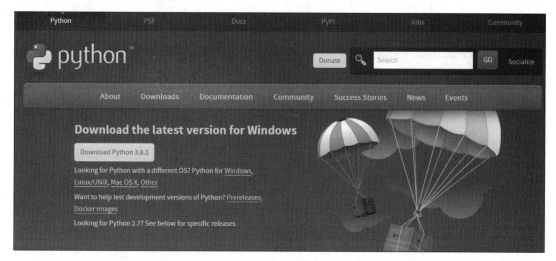

图 1.3　Python 解释器下载页面

下载页面显示的是 Windows 操作系统下 Python 的 3.8.1 版本。如需下载其他版本,可在页面下方的列表中选择,如图 1.4 所示。

Release version	Release date		Click for more
Python 3.8.1	Dec. 18, 2019	Download	Release Notes
Python 3.7.6	Dec. 18, 2019	Download	Release Notes
Python 3.6.10	Dec. 18, 2019	Download	Release Notes
Python 3.5.9	Nov. 2, 2019	Download	Release Notes
Python 3.5.8	Oct. 29, 2019	Download	Release Notes
Python 2.7.17	Oct. 19, 2019	Download	Release Notes
Python 3.7.5	Oct. 15, 2019	Download	Release Notes

图 1.4　Python 解释器的版本列表

本书以 Python 3.8.1 为例讲解安装过程。选择表格中的 Python 3.8.1 版本,单击后打开该版本的详细介绍页面,页面下方 Files 列表中给出了不同的操作系统对应的安装文件,如图 1.5

所示。Windows 64 位操作系统选择 Windows x 86-64 executable installer，32 位操作系统选择 Windows x 86 executable installer，下载对应的安装文件。

Files

Version	Operating System	Description	MD5 Sum	File Size	GPG
Gzipped source tarball	Source release		f215fa2f55a78de739c1787ec56b2bcd	23978360	SIG
XZ compressed source tarball	Source release		b3fb85fd479c0bf950c626ef80cacb57	17828408	SIG
macOS 64-bit installer	Mac OS X	for OS X 10.9 and later	d1b09665312b6b1f4e11b03b6a4510a3	29051411	SIG
Windows help file	Windows		f6bbf64cc36f1de38fbf61f625ea6cf2	8480993	SIG
Windows x86-64 embeddable zip file	Windows	for AMD64/EM64T/x64	4d091857a2153d9406bb5c522b211061	8013540	SIG
Windows x86-64 executable installer	Windows	for AMD64/EM64T/x64	3e4c42f5ff8fcdbe6a828c912b7afdb1	27543360	SIG
Windows x86-64 web-based installer	Windows	for AMD64/EM64T/x64	662961733cc947839a73302789df6145	1363800	SIG
Windows x86 embeddable zip file	Windows		980d5745a7e525be5abf4b443a00f734	7143308	SIG
Windows x86 executable installer	Windows		2d4c7de97d6fcd8231fc3decbf8abf79	26446128	SIG
Windows x86 web-based installer	Windows		d21706bdac544e7a968e32bbb0520f51	1325432	SIG

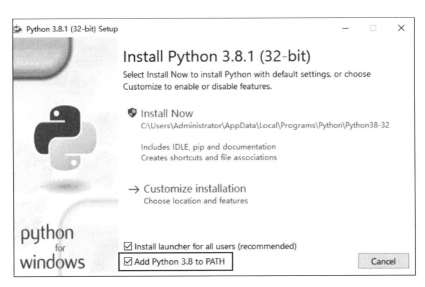

图 1.5　安装文件选择列表

下载了适合自己操作系统的可执行安装文件后，双击安装，安装的引导页面如图 1.6 所示。此时，注意勾选“Add Python 3.8 to PATH”复选框。

图 1.6　Python 安装引导页面

安装成功后，显示安装成功的相关信息提示页面。此时系统中已经安装好了一批与 Python 开发和运行相关的程序文件，常用的是 Python 命令行和 Python 集成开发与学习环境(integrated development and learning environment，IDLE)。对于初学者来说，使用 IDLE 来编写和调试 Python 程序，是最好的选择。

1.2.2 初识 IDLE

IDLE 是 Python 软件包自带的集成开发环境,包含了编辑器、交互式命令行和调试器等基本组件,可以轻松应对大多数 Python 的简单应用开发。启动 IDLE 的步骤是开始菜单→ Python 3.8 → IDLE。启动后看到如图 1.7 所示的界面,所显示的信息包含了当前的 Python 版本、正在使用的系统等。">>>"是 Python 的命令提示符,表示 Python 解释器正在等待开发者给它一个命令。

如图 1.8 所示,在命令提示符后输入"1 + 1"后回车,就可以看到计算结果。继续在命令提示符后输入"2/3"后回车,保留到小数点后 16 位的运算结果马上呈现(其中 15 个数字是准确的,最后一位存在误差,详细解释见后续章节)。继续输入"0.2 + 0.4",结果可能出乎意料。出现这个结果的原因,会在后续章节的学习中详细描述。

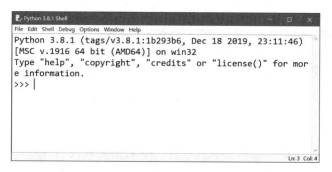

图 1.7　Python IDLE 界面

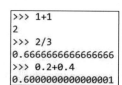

图 1.8　使用 IDLE 进行简单运算

在 IDLE Shell 窗口的命令提示符后输入代码并运行,就是交互式的执行方式,这种方式可以直接看到解释器执行代码的结果。

1.3　Python 程序设计简单实例

1.3.1　第一个 Python 程序

本节来编写一个 Python 程序,向世界问好,即输出"Hello World ！"。对开发者来说,看到这行文字显示在计算机屏幕上,就表示计算机已经准备好了运行该语言的环境,可以进行编程了。

使用 Python 语言实现 Hello World 程序,方法可以分为两大类。一类是交互式,另一类是文件式。

1. 交互式

(1) 方法一:启动 Windows 系统中的命令行工具(cmd.exe),输入 python 后回车,在命令提示符 >>> 后面输入代码:

```
print("Hello World!")
```

回车后得到输出结果"Hello World!",如图 1.9 所示。

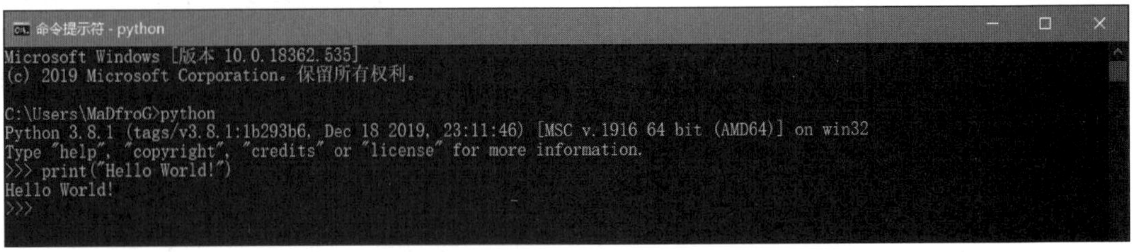

图 1.9　命令行输出"Hello World!"

（2）方法二：打开 IDLE,在命令提示符 >>> 后面输入代码：

```
print("Hello World!")
```

回车后得到输出结果"Hello World!",如图 1.10 所示。

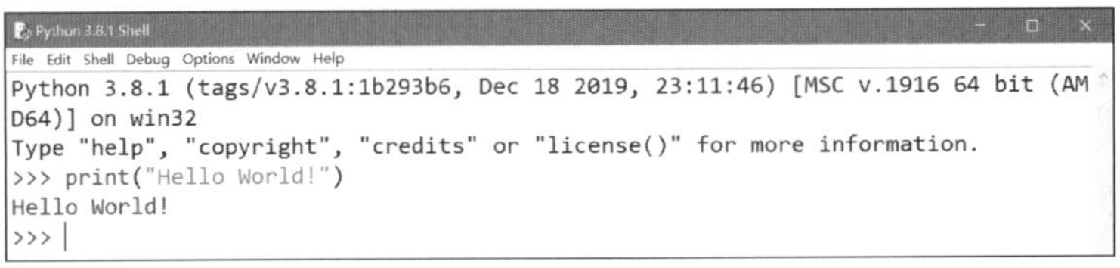

图 1.10　IDLE 输出"Hello World!"

通过上述操作步骤可以看出,这两种方法都是在命令提示符 >>> 后面输入代码,按回车键就可以看到运行结果,Python 解释器即时地响应了用户输入的每条代码,直接运行得到输出结果,这种运行 Python 程序的方式称为交互式。

2. 文件式

（1）第一步：生成 py 文件

打开 IDLE,选择文件(File)菜单中新建文件(New File)选项(快捷键为 Ctrl + N),打开一个新窗口,在窗口中直接输入 print("Hello World!"),然后选择文件(File)菜单中的保存(Save)选项(快捷键为 Ctrl + S),选择保存文件的路径,将文件保存为 .py 格式。

（2）第二步：运行 py 文件

本例中将文件命名为 hello.py。然后选择运行(Run)菜单中运行模块(Run Module)选项(快捷键为 F5)运行该文件,如图 1.11 所示。

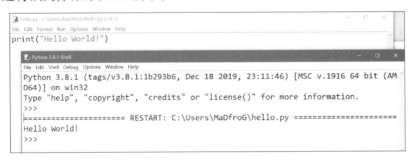

图 1.11　IDLE 运行 py 文件

除上述方法外,还可以使用命令行工具,进入 hello.py 所在目录后,输入命令 python hello.py,回车后得到运行结果,如图 1.12 所示。

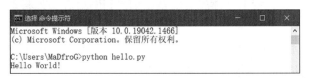

图 1.12　在命令行中运行 py 文件

上述方式是将 Python 程序保存为 py 格式的文件后,运行文件得到输出结果,这种运行 Python 程序的方式称为文件式。文件式运行方式能够批量运行 Python 代码,是最常用的方式。

对于初学者和小规模的编程,IDLE 已经可以满足需求。如果有更高要求的编程需求,还有很多集成的 Python 程序开发环境,后续章节会介绍一个好用的工具——PyCharm。

1.3.2 Python 简单程序实例

通过 Hello World 程序已经了解了 Python 程序的运行过程,但这个程序只有一行代码,过于简单,不足以说明 Python 语言的程序概况。下面给出代码行数在 10 以内的实例供读者进行练习,分别使用交互式和文件式两种方式运行。

以下程序的代码中包含的语法本章没有介绍,可以暂时忽略,读者只要保证能够正确输入程序并运行即可。也可查阅本书后续章节,理解具体语法的含义。

注意,程序中 # 后面的文字是注释,注释是用来对语句、函数或方法等进行说明的语句,可以提升代码的可读性,这一行内容会被解释器忽略,计算机并不会执行它。如果注释内容较多,需要分多行书写完成,则使用 '''(三个单引号)作为开头和结尾。本节中每个程序的大部分语句后都有注释,帮助读者理解程序含义,读者在编写程序时,注释可以不写。

例 1.1 正方形周长与面积的计算。

根据给出的边长,分别计算正方形的周长与面积。

(1) 交互式执行:在 IDLE 的 Shell 界面中,命令提示符 >>> 后书写代码。

```
>>> length = 10            # 正方形的边长是 10 米
>>> perimeter = 4*length   # 计算正方形的周长
>>> area = length*length   # 计算正方形的面积
>>> print(" 正方形的周长是{}米,面积是{}平方米 ".format(perimeter,area))
正方形的周长是 40 米,面积是 100 平方米
```

(2) 文件式执行:将代码保存为 py 文件后运行。py 文件内容如下。

```
length = 10                # 正方形的边长是 10 米
perimeter = 4*length       # 计算正方形的周长
area = length*length       # 计算正方形的面积
print(" 正方形的周长是{}米,面积是{}平方米 ".format(perimeter,area))
```

例 1.2 打印住院患者腕带。

采用给住院患者佩戴腕带的方法,对病人身份进行准确而可靠的标记和识别,是对医院整个医疗活动的基本要求。腕带上标注患者的基本信息,包括住院号、科室、床号、姓名、性别、年龄、药物过敏史等。

(1) 交互式执行过程如下。

```
>>> Department = input("请输入所属科室:")
请输入所属科室:外科
>>> BedNo = input("请输入床号:")
请输入床号:33
>>> ID = input("请输入住院号:")
请输入住院号:352176
>>> Name = input("请输入患者姓名:")
请输入患者姓名:王小二
>>> Sex = input("请输入性别:")
请输入性别:男
>>> Age = input("请输入年龄:")
请输入年龄:56
>>> Allergy = input("请输入药物过敏史:")
请输入药物过敏史:青霉素
>>> print("科室:{ }\t 床号:{ }\t 住院号:{ }".format(Department,BedNo,ID))
科室:外科    床号:33    住院号:352176
>>> print("姓名:{ }\t 性别:{ }\t 年龄:{ }".format(Name,Sex,Age))
姓名:王小二    性别:男    年龄:56
>>> print("药物过敏史:{ }".format(Allergy))
药物过敏史:青霉素
```

(2) 文件式执行:py 文件内容如下。

```
Department = input("请输入所属科室:")
BedNo = input("请输入床号:")
ID = input("请输入住院号:")
Name = input("请输入患者姓名:")
Sex = input("请输入性别:")
Age = input("请输入年龄:")
Allergy = input("请输入药物过敏史:")
print("科室:{ }\t 床号:{ }\t 住院号:{ }".format(Department,BedNo,ID))
print("姓名:{ }\t 性别:{ }\t 年龄:{ }".format(Name,Sex,Age))
print("药物过敏史:{ }".format(Allergy))
```

例 1.3 斐波那契数列的计算。

斐波那契数列(Fibonacci sequence),又称黄金分割数列,因数学家莱昂纳多·斐波那契以兔子繁殖为例子而引入,故又称为"兔子数列",指的是这样一个数列:1,1,2,3,5,8,13,21,34,…,在数学上,斐波那契数列以如下递推的方法定义:$f(1)=1$,$f(2)=1$,$f(n)=f(n-1)+f(n-2)$($n\geqslant3$),即从第 3 项开始,斐波那契数列中的每一项为前两项的和。有趣的是,这个自然数的数列当 n 趋向于无穷大时,前一项与后一项的比值越来越逼近黄金分割 0.618,在现代物理、准晶体结构、化学等领域,斐波纳契数列都有直接的应用。

根据斐波那契数列的定义,输出该数列的前 20 项。

(1) 交互式执行过程如下。

```
>>> a,b = 1,1              #数列前两项初始值
>>> for i in range(1,21):  #输出前 20 项,请注意该语句后的冒号":"
        print(a,end = ",")  #每个数字之间用","分隔
        a,b = b,a + b       #计算下一项
```

运行结果如下。

1,1,2,3,5,8,13,21,34,55,89,144,233,377,610,987,1597,2584,4181,6765,

(2) 文件式执行,py 文件内容如下。

```
a,b = 1,1              #数列前两项初始值
for i in range(1,21):  #输出前 20 项,请注意该语句后的冒号":"
    print(a,end = ",")  #每个数字之间用","分隔
    a,b = b,a + b       #计算下一项
```

1.4　本章小结

本章以程序设计的概念为切入点,介绍了 Python 语言的特点和开发环境。详细介绍了 Python 的集成开发和学习环境 IDLE 以及使用 IDLE 编程的两种模式:交互式和文件式。最后通过三个简单实例展示了 Python 程序的基本结构。

1.5　实训与拓展

1.5.1　IDLE 使用帮助

1. IDLE 快捷键

使用 Python 自带的 IDLE 开发 Python 程序,是十分方便快捷的,IDLE 的界面如图 1.13 所示。图中 1 是菜单栏,2 是当前的 Python 版本相关信息,3 是 Python 的命令提示符,表示

13

Python 已经准备好了,等待用户输入代码。

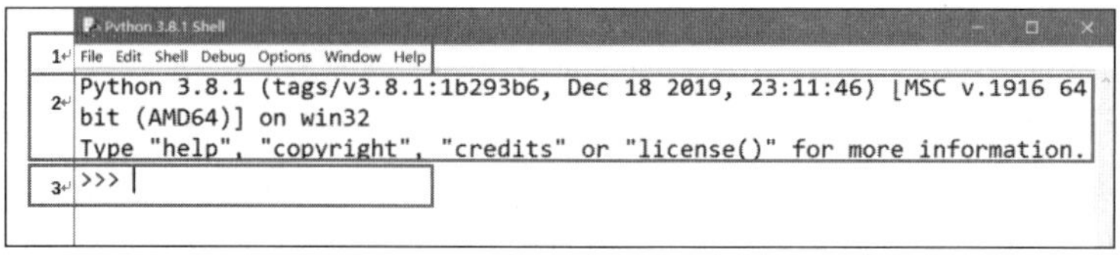

图 1.13　IDLE 界面

在程序开发的过程中,合理使用快捷键不但可以减少代码的错误率,而且可以提高开发效率。在 IDLE 中,可通过选择"Options → Configure IDLE"菜单项,在打开的"Settings"对话框的"Keys"选项卡中查看,表 1.1 列出了 IDLE 中一些常用的快捷键。

表 1.1　IDLE 提供的常用快捷键

快捷键	说　明	适用范围
F1	打开 Python 帮助文档	Python 文件窗口和 Shell 均可用
Alt + P	浏览历史命令(上一条)	仅 Python Shell 窗口可用
Alt + N	浏览历史命令(下一条)	仅 Python Shell 窗口可用
Alt + /	自动补全前面曾经出现过的单词,如果之前有多个单词具有相同前缀,可以连续按下该快捷键,在多个单词中间循环选择	Python 文件窗口和 Shell 窗口均可用
Alt + 3	注释代码块	仅 Python 文件窗口可用
Alt + 4	取消代码块注释	仅 Python 文件窗口可用
Alt + G	转到某一行	仅 Python 文件窗口可用
Ctrl + Z	撤销一步操作	Python 文件窗口和 Shell 均可用
Ctrl + Shift + Z	恢复上一次的撤销操作	Python 文件窗口和 Shell 均可用
Ctrl + S	保存文件	Python 文件窗口和 Shell 均可用
Ctrl +]	缩进代码块	仅 Python 文件窗口可用
Ctrl + [	取消代码块缩进	仅 Python 文件窗口可用
Ctrl + F6	重新启动 Python Shell	仅 Python Shell 窗口可用

2. IDLE 的交互式帮助系统

Python 提供了内置函数 help( ),可以实现交互式帮助。

在 IDLE 中 >>> 提示符后输入"help( )",回车后得到的信息如图 1.14 所示。

在 help> 后输入"modules"后回车,列出了 Python 解释器自带的所有标准函数库。如图 1.15 所示,注意,该图只显示出信息的一部分。

退出 help 交互系统,输入 quit 后回车或者直接回车,就可以返回到 IDLE 的 Shell 界面。

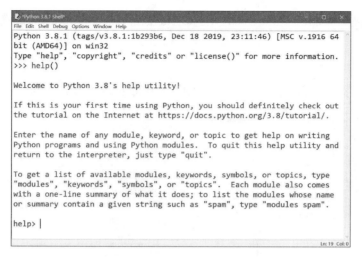

图 1.14   help( )函数提示信息界面

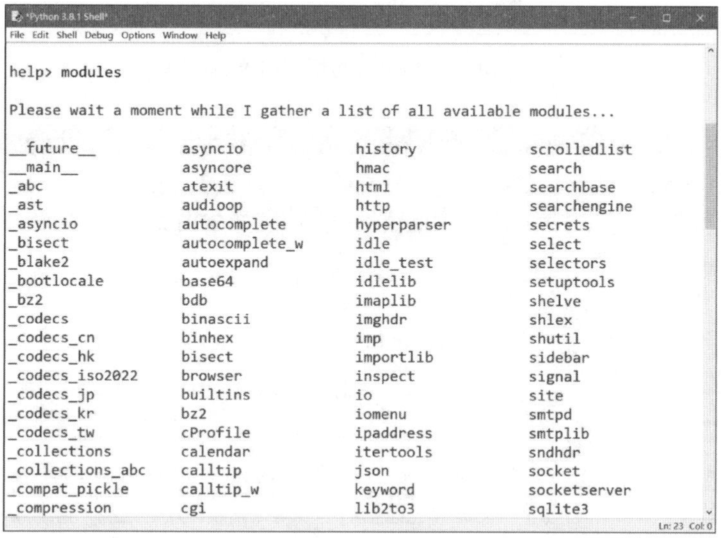

图 1.15   显示内置函数库界面

3. 在 IDLE 中使用 Python 帮助文档

帮助文档是 Python 语言最全面的说明书，也是学习 Python 程序设计的重要工具。在 IDLE 的 Shell 界面的 Help 菜单中选择 Python Docs，或者按下 F1 键，就可以打开 Python 帮助文档，如图 1.16 所示。

帮助文档提供了 4 种查询方式，分别是目录、索引、搜索、收藏夹。其中索引和搜索可以快速定位到要查找的内容。例如，想要了解 turtle 库的相关内容，在搜索选项卡下"键入要搜索的单词"文本框中输入"turtle"，然后单击"列出主题"，双击第一个主题"turtle—Turtle graphics"，在右侧区域就显示出 turtle 库的所有信息，如图 1.17 所示。

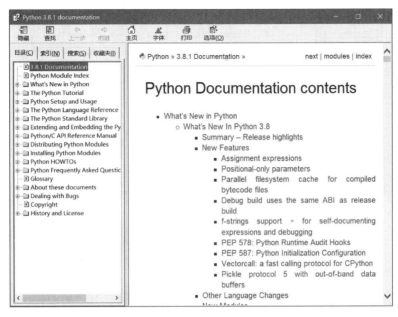

图 1.16　Python 帮助文档界面

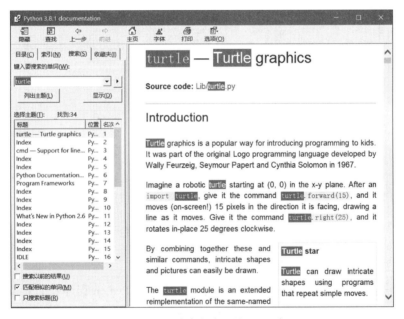

图 1.17　以搜索方式查找 turtle 库

也可以使用索引方式,在索引选项卡的"键入关键字进行查找"文本框中输入"turtle",下方区域显示出所有与 turtle 相关结果,选择第二个索引结果"turtle(module)",双击则在右侧区域显示 turtle 库信息,如图 1.18 所示。

若要查找 turtle 库中某一函数,最好的方法是使用索引。例如,在索引选项卡"键入关键字进行查找"文本框中输入"seth",可得到如图 1.19 所示的结果。

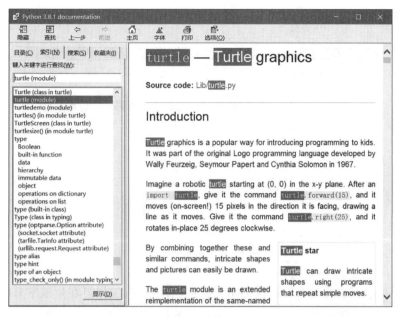

图 1.18　以索引方式查找 turtle 库

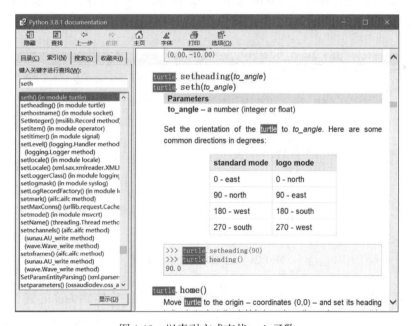

图 1.19　以索引方式查找 seth 函数

另外,值得一提的是 Python 语言在线帮助文档已经有中文版本了,可以在 Python 官方网站上查询。

1.5.2　调试 Python 程序可能遇到的问题

编写 Python 程序时,经常会遇到各种各样的错误,大致可以分为三类。

第一类错误是编译时发现的错误，一般都是语法错误，如图 1.20 所示。

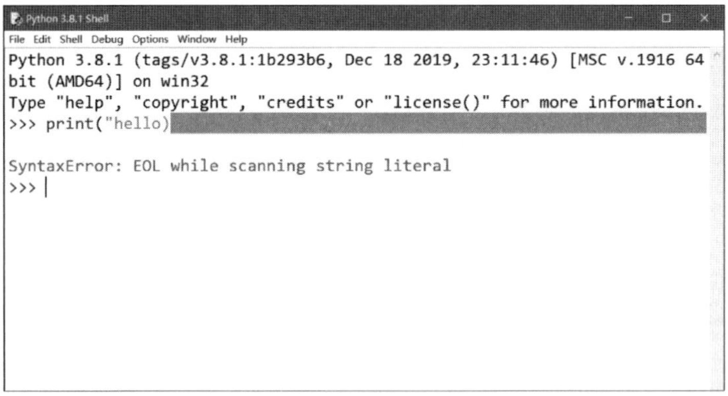

图 1.20 语法错误示例

这类错误一般都是开发者编写代码本身存在语法错误，编译器在生成字节码时会检查出此类错误，并给出相应的提示。

第二类错误是在运行程序时发现的错误，一般都会抛出异常，解释器能够报告错误的类型和出现的位置，如图 1.21 所示。

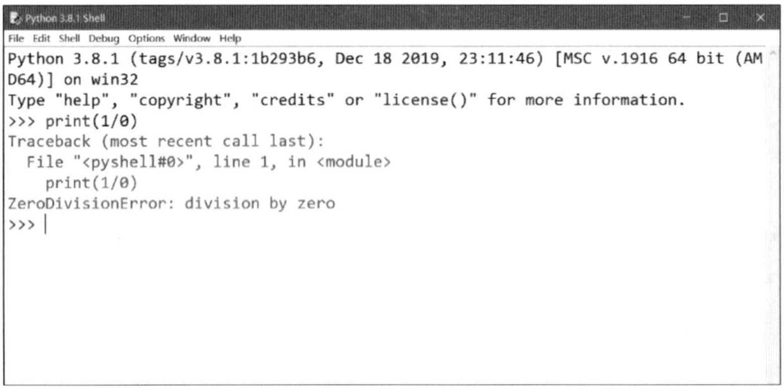

图 1.21 运行时抛出异常示例

上面的例子中除数是 0，在程序运行阶段发现此错误，于是 Python 的解释器返回了异常信息，同时终止了程序的运行。该异常的类型是 ZeroDivisionError，发生异常的文件名称为 <pyshell#0>，因为发生错误的语句是在 IDLE 的 shell 界面中编写的，如果错误语句在 py 文件中，则会提示该文件的具体路径。异常发生的代码行数为 line 1，开发者可以根据异常提示信息修改代码，或者利用 try…except 结构捕获异常，保证程序正常运行。

第三类错误是逻辑错误，也叫语义错误。这类错误本身不存在语法错误，但是会导致程序无法得到正确的结果。所以这类错误解释器无法标记，需要开发者自己来检查和避免。

编写程序时一定会遇到很多错误，调试和测试程序也是编写出正确程序不可缺少的步骤。

1.5.3 集成开发环境 PyCharm 简介

PyCharm 是 JetBrains 公司开发的 Python 集成开发环境(integrated development environment, IDE),带有一整套可以帮助用户在使用 Python 语言开发时提高其效率的工具。PyCharm 无论对初学者还是更专业的开发者,都十分友好。而且对于团队协作开发人员,需要开发大工程、管理多个源代码文件时,更加能体现出优势。

PyCharm 可以在 Windows、Linux 以及 macOS 等平台下运行,PyCharm 拥有一般 IDE 具备的功能,例如,调试、语法高亮、Project 管理、代码跳转、智能提示、单元测试、版本控制以及自动代码重构和丰富的导航功能等。另外,PyCharm 还支持 Django 框架下的专业 Web 开发,支持谷歌的虚拟机 App Engine 的开发,还能够支持 IronPython。

开发者可以自行在 PyCharm 官方网站上下载 PyCharm 的安装包,根据操作系统选择相应的版本。如图 1.22 所示,收费的专业版(Professional)可用于数字科学和 Web 开发,支持 HTML、JS、SQL 等,该版本可以免费试用 30 天。免费的社区版(Community)只提供纯粹的 Python 开发环境。一般来说,对于初学者,社区版就可以满足需求。

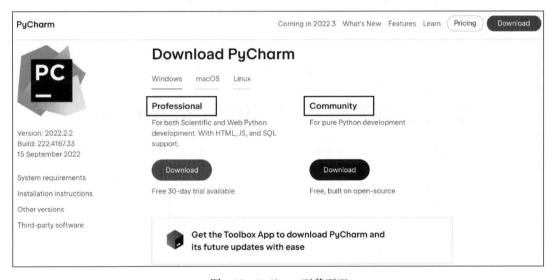

图 1.22　PyCharm 下载页面

需要注意的是,因为 PyCharm 仅仅是一个 Python 的集成开发环境,不像 Python 自带的 IDLE 总是和 Python 解释器捆绑在一起,所以安装 PyCharm 之前,必须先安装一个版本的 Python 解释器。

下载 PyCharm 安装文件后,根据向导安装即可。

默认安装路径是"C:\Program Files\JetBrains\PyCharm Community Edition 2022.2",若需要安装到其他路径下,可以点击"Browse"浏览本地磁盘分区,选择合适的路径进行安装。需要注意的是,PyCharm 安装至少需要 1.4G 磁盘空间,要保证选择的安装路径有足够的空间可用,如图 1.23 所示。

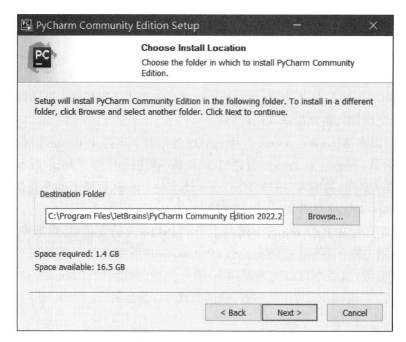

图 1.23　PyCharm 安装 – 路径选择

点击"Next"进行下一步。在选择项上打钩选中，如图 1.24 所示。

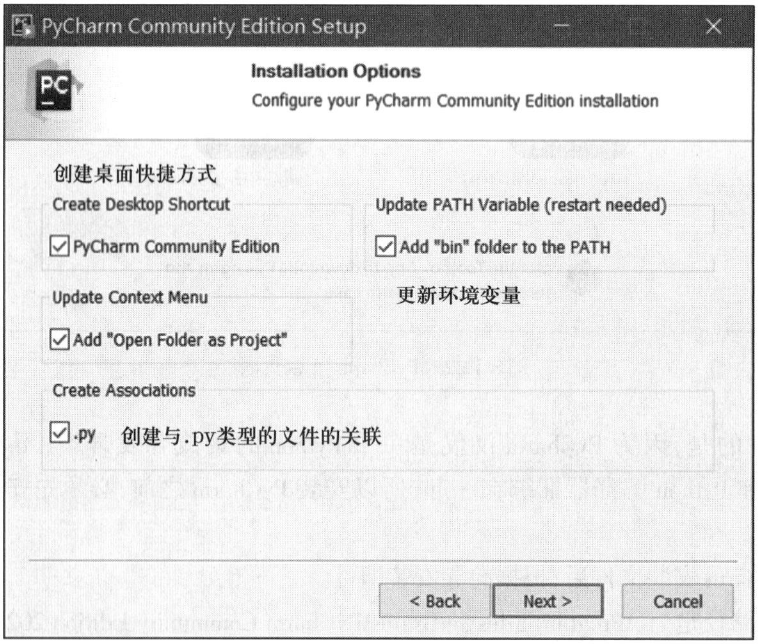

图 1.24　PyCharm 安装 – 安装设置

点击 Install 进入安装过程，如图 1.25 和图 1.26 所示。

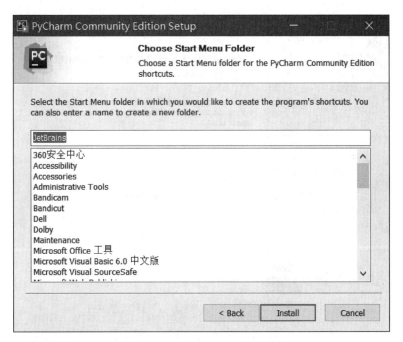

图 1.25　PyCharm 安装 – 开始安装

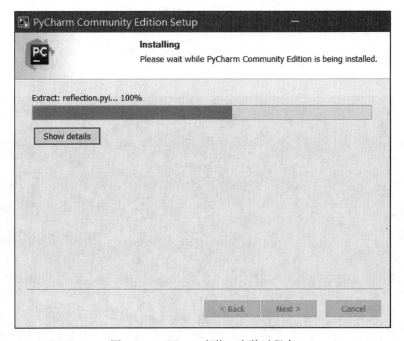

图 1.26　PyCharm 安装 – 安装过程中

根据情况决定是否立即重新启动计算机,如图 1.27 所示。

启动 PyCharm 之后,会让用户去设置 PyCharm 的工作模式,其实缺省情况下一般不需要改动。下一步开始编写代码,因为 PyCharm 的代码必须是属于某一项目,所以必须要创建一个新项目（Create New Project）。

21

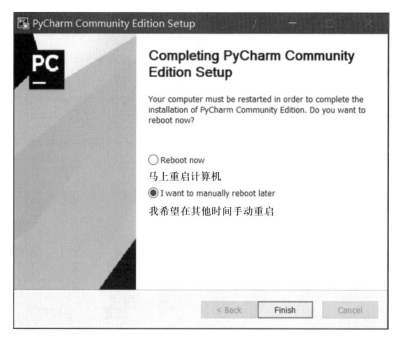

图 1.27　安装完成

新建项目,选择项目保存路径、命名项目名称,随后就会打开 PyCharm 的主界面,如图 1.28
所示。

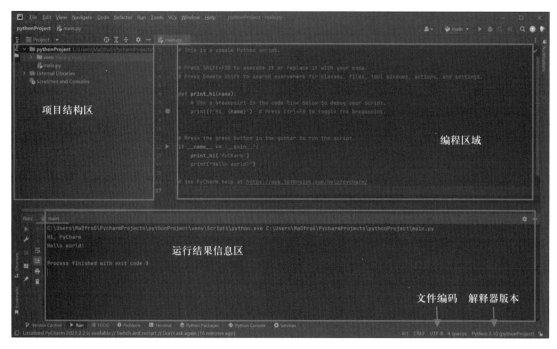

图 1.28　PyCharm 主界面

可以通过 File 菜单下的 New 选项新建 Python 文件,Run 菜单下的 Run 选项来运行程序,也可以通过 Debug 选项来调试程序。另外,还可以使用 Tools 菜单下的 Python Console 选项调出命令行界面,在"＞＞＞"提示符后书写单条语句,回车后直接看到运行结果。

1.6 习题

1. 简答题

(1) 简述 Python 语言的特点。

(2) 简述编译与解释两种程序执行方式的区别。

2. 单选题

(1) Python 软件包自带的集成开发环境是(   )。

A. Word 编辑器   B. 记事本编辑器   C. IDLE 编辑器   D. 其他选项都不对

(2) 采用 IDLE 进行交互式编程,其中符号"＞＞＞"是(   )。

A. 文件输入符   B. 程序控制符   C. 命令提示符   D. 运算操作符

(3) Python 语言通过(   )来体现语句间的逻辑关系。

A. { }   B. ( )   C. 缩进   D. 自动识别逻辑

(4) 关于 Python 语言,以下说法不正确的是(   )。

A. Python 语言是由 Guido Van Rossum 设计并领导开发

B. Python 语言由 PSF 组织所有,这是一个商业组织

C. Python 语言提倡开放开源理念

D. Python 语言的使用不需要付费

(5) 以下关于 Python 版本的说法中,(   )是正确的。

A. Python 3.x 代码无法向下兼容 Python 2.x 的既有语法

B. Python 3.x 是 Python 2.x 的扩充,语法层无明显改进

C. Python 2.x 和 Python 3.x 一样,依旧不断发展和完善

D. 以上说法都正确

3. 程序练习题

(1) 打开 IDLE,在 Shell 窗口命令提示符"＞＞＞"后依次输入如下语句,观察结果。

```
>>> print("Hello World!")
>>> print("Hello","World!")
>>> print(3)
>>> print(3.0)
>>> print(2*3)
>>> print(2**3)
>>> print(2**100)
>>> print(10/3)
>>> print(10//3)
```

(2) 新建 Python 程序文件,写入如下代码,执行程序,观察结果。

```
import random
```

```
color = [ "red","green","blue","white","black" ]
print("color:",color)
name = input(" 请输入你的名字:")
favorites = random.choice(color)
print(name," 最喜欢的颜色是:",favorites)
```

第2章

Python 的基本语法和数据类型

作为一种高级的计算机语言,Python 的语法规则相对 C++等语言来说要简单一些,数据类型也更加贴近实际应用,这样用户可以把更多的注意力集中在解决问题的思路上,而不是内存管理等复杂的底层机制上。本章将以一个逐步拓展的案例为主线,逐步引入并介绍 Python 的语法规则、基础数据类型、基本运算和表达式、基本控制流程和高级数据类型。最后要求读者设计一个完整的案例实训项目,来实现上述相关知识的巩固。

2.1 Python 代码的书写格式和基础语法

上一章提到 Python 官方提供了 IDLE 用于 Python 程序开发,用户可以在其提供的 Shell 环境中进行交互式运行。例如,图 2.1 中在命令提示符 ">>>" 后输入 "print('Hello Python')" 后,表示要在屏幕上输出 "Hello Python" 这样的语句,回车后在下一行立刻输出 "Hello Python"。在命令提示符 ">>>" 后输入表达式 "3+5" 后回车,下一行立刻输出表达式的运算结果 "8"。

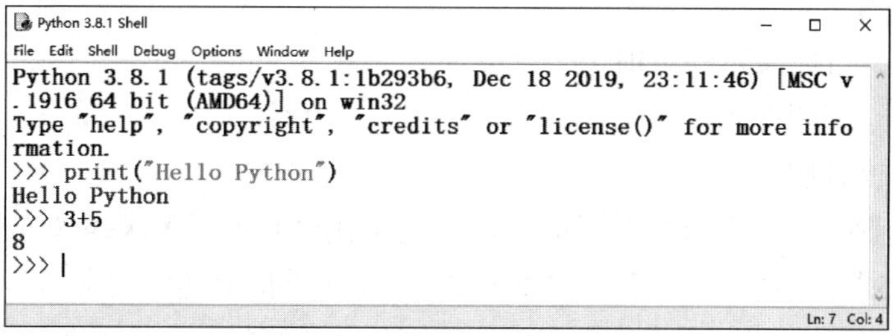

图 2.1 Shell 的交互式使用

这种交互式输入语句的方式在完成一些简单任务、测试或者进行程序纠错时特别有用,可以很快得到结果,本书后续章节很多简单的语法示例均在 Shell 中展示。

2.1.1 代码格式

Python 语言默认一行为一条语句代码,行尾不需要加任何标点符号,换行就代表了下一条语句的开始。和其他高级编程语言不同,Python 中代码的组织格式也具有一定的语义,代码的

25

缩进表示了不同的语义逻辑关系。例如下面伪代码(并非真实代码,仅表达思路)。

1　　打印体检指标数据

2　　如果体检指标超出正常值范围

3　　　　打印警告标识【警告!】

4　　　　打印具体的警告内容

5　　打印体检日期

第 3、4 行的语句从逻辑上讲是隶属于第 2 行的,只有当第 2 行的判断成立(逻辑值为"真")时,才会执行。在 Python 的语法中,用代码块的缩进来表示这种隶属的逻辑关系,Python 官方建议统一采用 4 个空格键来完成缩进,逻辑每降低一个层次就多缩进 4 个空格。

如果一行代码太长写不下,物理上需要折到好几行,可以在行尾添加一个反斜杠(\)表示下一行是本行的继续,实现逻辑上的一行代码多行书写。另外用小括号、中括号或者大括号括住的内容可以在形式上分成好几行书写,Python 会自动识别为逻辑上的一行。Python 官方建议一行超过 79 个字符时最好就折到下一行书写。

在上述的任务中再增加一些内容,由于报告单空间有限,警告内容最多允许输出 200 个字符,如果超过 200 个字符,则从 197 个字符后面截断,然后增加一个省略号"...",提示用户警告内容并未被完全打印,实现伪代码如下。

1　　打印体检指标数据

2　　如果体检指标超出正常值范围

3　　　　打印警告标识【警告!】

4　　　　生成具体的警告内容

5　　　　如果警告内容小于 200 字

6　　　　　　打印警告内容

7　　　　否则

8　　　　　　打印警告内容前 197 个字符

9　　　　　　打印"..."

10　　打印体检日期

当要完成的任务中有多层逻辑隶属关系,在编写代码时需要多次缩进,例如上例中第 6 行逻辑上隶属于第 5 行,第 8、9 行逻辑上隶属于第 7 行。如果把上述语句中的第 9 行少缩进 1 级,使其和第 7 行对齐,则会使得所有超出正常值范围的体检指标警告内容后面都有省略号,如果把第 9 行少缩进 2 级,即第 9 行左顶格和第 1、2、10 行对齐,则其语义为省略号"..."无条件打印,即打印每一条体检指标数据时,都会在体检日期前面打印省略号,这个显然是不符合现实业务逻辑的。

通过上述示例可以看出,在 Python 程序编写的过程中,语句行的对齐方式特别重要,因为缩进代表着一定的语义(语句之间的逻辑关系),有时调整了缩进关系,虽然语法没有错误,但是语义却发生了变化,有可能引起逻辑错误。代码格式缩进具有语法意义是 Python 和其他编程语言的一个重大差别。

在开始写真正的 Python 代码之前,需要先掌握几个基本的概念。

2.1.2 变量

冯·诺依曼结构的计算机有一个特点就是程序指令和数据共同存储在存储器中,通过给定某一个数据所在的内存地址来获得该地址中所存放的数据,计算机中内存地址的表示往往是很长的一段数字,不便于书写和记忆,因此高级编程语言中,都采取了给存放数据的内存地址起一个容易记忆和书写名字的方式来标记它,由于这个名字所标记的内存地址中的值可以变化,所以把这一类名字叫变量。

Python 中变量的名字必须是以字母或者下画线开头,不需要专门定义变量,第一次使用即定义。例如,

a = 10

mystr = 'hello world'

定义了两个变量,第一个变量名为 a,所标记的内存地址里放了一个数字 10,第二个变量名字为 mystr,所标记的内存地址里放了一个字符串 "hello world"。需要注意,Python 中字符串的表示需要用一对半角的单引号或者双引号括起来。如果用全角的引号(中文输入法默认是全角的引号)会导致 Python 无法识别字符串。

上述两句代码还涉及一个概念叫赋值,即将一个值放到一个变量中的操作,赋值的过程用"="来表示,上例中将 10 这个整数值放到变量 a 中,将 'hello world' 这个字符串放到了变量 mystr 中。赋值操作的现实意义是给某个对象(数字、字符串等)起一个名字,而这个名字就是所谓的变量。

Python 中允许多个变量用一个等号赋值,例如语句

a, b = 10, 20

等价于

a = 10

b = 20

代码执行完毕后变量 a 中存放的值是 10,变量 b 中的值是 20。因为 a 和 mystr 都是变量,顾名思义,其中所存放的值是可以变化的,如果在上述代码后面再加一句代码 a = −1,执行完毕之后变量 a 中存放的值就不再是 10,而是 −1 了。

2.1.3 输入和输出

在计算机程序运行过程中,经常需要从用户处获取数据,来完成某种处理后再输出处理的结果,可以输出到计算机的屏幕上,也可以输出到文件中,或者以打印到纸面的方式输出。获取用户输入常用 input 函数,最常见的输出方式是输出到屏幕,用 print 函数。下面示例代码演示了这两个函数的基本用法。

```
1    s = input(' 请输入患者的舒张压:')    #用户输入
2    print(' 患者的舒张压为:')
```

3   print(s)   #输出变量 s 中存放的值

在正常情况下,Python 程序的执行是自上而下,逐语句顺序执行。

上述 Python 代码第 1 行实际上完成了两个操作,第一个操作是调用 input 函数提示用户输入数据,input 函数小括号内的字符串为该函数的输入参数,该参数会被显示在屏幕上用来提示用户,函数被调用后此程序的运行会停在这一句代码处,等待用户输入数据,用户输入完毕后,input 函数调用结束;第二个操作是 input 函数把其获得的用户输入的字符串赋值给变量 s(即将用户输入的数据存放到以 s 为标记的内存地址中)。由于 input 函数返回值为用户输入的字符串,因此变量 s 中存放的数据也是字符串。

第 1 行中的"#用户输入"为注释,注释经常是程序编写者为程序代码写的解释说明,Python 遇到注释时直接忽略不解释执行。在 Python 中注释以"#"符号开始,一直到所在行结束。

第 2 行代码调用 print 函数向屏幕输出内容,输出内容为字符串 " 患者的舒张压为:"。

第 3 行代码继续调用 print 函数向屏幕输出变量 s 中的字符串,即用户输入的舒张压数据(字符串类型)。"#输出变量 s 中存放的值"为注释。

在 IDLE 中新建一个文件,输入上述三句代码,按下"Ctrl + S"快捷键,命名为"PhysicalExam.py"保存后,按 F5 键运行,此时在 Shell 窗口中可以看到程序的运行状况,程序首先提示用户"请输入患者的舒张压",然后提示符停在此处等待用户输入,用户输入"120"后按下回车键,程序继续运行,打印出提示语句"患者的舒张压为:"和用户输入的舒张压值,整个程序运行结果如下。

请输入患者的舒张压:120

患者的舒张压为:

120

上述程序比较简单,也可以在 Shell 中逐语句来执行,执行结果如下。

>>> s = input(' 请输入患者的舒张压:')

请输入患者的舒张压:120

>>> print(' 患者的舒张压为:')

患者的舒张压为:

>>> print(s)

120

以上是输入函数 input 和输出函数 print 最基本的用法,这两个函数的详细用法可以通过 Python 在线帮助进一步学习,本书的后续章节也会陆续介绍输入和输出函数的一些高级用法。

2.2 Python 中数据的表示

2.2.1 数据模型和整数

前面提到变量中存放的内容可以是数字,也可以是字符串。不管是数字还是字符串,都是某一种类型的数据(data)。在 Python 中,所有的数据都是用对象(Object)表示的,而每一个对象都由标识(id)、类型(type)和值(value)构成。其中 id 是一个数字串,唯一标识了这个对象,id 可以理解为该对象所存储的内存地址。type 是指这个对象的类型,常见的类型有整数、浮点数、字符串等,在 Python 中用户也可以自定义类型。对象的值就是对象所表示的信息,在实际应用中我们关注得最多的就是对象的值。例如在 Shell 中进行如下交互。

```
1    >>> a = 10
2    >>> id(a)
3    8791220908576
4    >>> type(a)
5    <class 'int'>
6    >>> a
7    10
```

可以看到,第 1 行通过把数字 10 赋给 a 定义了一个变量 a(Python 中变量的第一次使用即定义),a 就是一个对象。第 2 行 id(a)是用 id 函数来取得对象 a 的 id,此 id 是对象 a 的唯一标识,第 3 行是第 2 行 id(a)指令的运行结果,即此程序中对象 a 的 id 值为 8791220908576。第 4 行 type(a)使用 type 函数来取得对象 a 的类型,第 5 行是 type(a)的运行结果,<class 'int'>表示对象 a 是一个整数类型的数据。第 6 行和第 7 行显示 a 的值为 10。

在变量值没有确定的情况下,变量的类型也无法确定,因此 Python 提供了一个专门的类型来表示这种状态,NoneType。这类数据只有一个对象为 None。

```
>>> a = None
>>> type(a)
<class 'NoneType'>
```

2.2.2 逻辑数据

在 Python 中,常见的对象类型除了整数(int)外,还有布尔类型(bool),浮点数(float)和字符串(string)等。

布尔类型只有两个值:True、False,分别表示逻辑真和逻辑假。

```
1    >>> a = 10
2    >>> a > 0
3    True
4    >>> a < 0
5    False
6    >>> a == 0
7    False
```

在上述示例中,第 1 行定义了一个整数型变量 a,赋初值为 10,第 2 行 a > 0 是一个逻辑表达式,和图 2.1 中算术表达式 3 + 5 不一样的地方在于,算术表达式运算结果是一个数值,而逻辑表达式运算结果只会是 True 或者 False。由于 a 的值是 10,显然是大于 0 的,因此 a > 0 这个逻辑表达式的运算结果是“真”,在 Python 中用 True 表示,因此第 3 行返回第 2 行逻辑表达式的运算结果“True”。第 4 行和第 5 行分别是另一个逻辑表达式和其运算结果。第 6 行也是一个逻辑表达式,用来判断变量 a 的值是否和 0 相等。

注意是否相等语句 a == 0 和赋值语句 a = 0 的区别,赋值语句的语法是用一个“=”,其实质是一个操作,会把等号左侧的变量里面存放的值改变成等号右侧的值,即把等号右侧的值“赋”给等号左侧的变量。而判断是否相等的语句语法是“==”,其本质是一个表达式,该表达式进行的“运算”是比较“==”两边的值是否相等。该例中是判断变量 a 里面存放的值是否等于 0,如果是则表达式的运算结果为 True,否则为 False,而变量 a 里面的值不会因为这种比较运算而发生改变。由于 a 的值为 10,显然和 0 是不相等的,所以表达式运算结果为 False。

值得一提的是,布尔型变量的本质是整数型的一个子类型,在绝大多数情况下可以认为 True 和 False 分别就是 1 和 0(除了将其转为字符串时,会得到字符串“True”和“False”,而不是“1”和“0”)。

2.2.3　实数的表示

浮点数(float)是数学里实数的计算机模型。由于在计算机内部存储时采用类似数学中科学记数的方式,小数点位置不固定(即“浮动的小数点”),因此起名叫浮点数。

在 Python 中浮点数的常见写法有两种,一种是直接写带有小数点的数字,Python 会按照浮点数的方式来存储和运算,例如 2.6 就是一个浮点数;另外一种就是按照类似科学记数的方式来进行表达,这时候用 e 或者 E 来表示以 10 为底数,例如 1.4E2 表示 1.4×10^2,也就是 140.0,注意只要采用科学记数法表达的数字在 Python 中均按照浮点数类型来处理,即使其运算结果理论上是个整数。

```
1    >>> type(2.0)
2    <class 'float'>
3    >>> 1e2       # 相当于 1 × 10², 但是 Python 中以浮点数方式管理
4    100. 0
5    >>> type(0E0)
6    <class 'float'>
7    >>> 0e0
8    0.0
```

在数学中整型是实数的一部分,在 Python 中,带小数点的数字和不带小数点的数字的存储格式是不同的,不带小数点的数字(数学中的整数)的存储格式比较简单,存取效率也高,因此在计算机内把数学中的整数单独列一个类型,用整型(int)来表示,而带小数点的数字用浮点型(float)来表示,显然在计算机中浮点型也可以表示数学中的整数,因为整数本身属于实数,只不过在 Python 中要是用浮点型来存储数学中的整数,必须带一个小数点,否则 Python 会认为是 int 类型。下面的例子说明了它们之间的关系。

```
1    >>> a = 2
2    >>> b = 2.0
3    >>> type(a)
4    <class 'int'>
5    >>> type(b)
6    <class 'float'>
7    >>> a == b
8    True
```

定义了整型变量 a = 2,浮点型变量 b = 2.0,这两个数字是相等的,不同的是在 Python 中,这两个数字在计算机内部的存储格式不一样,b 比 a 的存储格式和访问都要复杂一些。还有一点需要注意的是,受存储空间的限制,在 Python 中无论是 int 类型还是 float 类型,能表示的数字都有一个范围,如果在使用中数字的值超过了这个范围,程序就会出错,这种现象称为"溢出"。

受计算机内部二进制存储方式的限制,用浮点数方式存储现实中的数据时,可能会出现近似的情况,就像在十进制中要表示 1/3 的运算结果,无论写成 0.3 还是 0.33333333,都只是一个近似的表达,因为如果用十进制的记数法,1/3 的运算结果是一个无限循环小数。同理,如果采用二进制记数法,很多十进制中不循环的小数在二进制中都是无限循环的,比如十进制中的 0.1 用二进制进行表达时就是一个循环小数,因此在计算机内部存储时只能进行截断,其实际保存的值大约为十进制值:0.1000000000000000055511151231257827021181583404454101562……。

这个问题并不是 Python 的问题,所有计算机语言中的浮点数都存在这样的问题,这是计算机内部二进制的存储结构所决定的。这就解释了第 1 章 1.2 节图 1.8 提到的一个例子,浮点数 0.2 + 0.4 的结果为 0.600000000000001。其实这个结果依然是 Python 按照一定精度进行了舍入操作后的近似结果,如果精度再提高一些,它还可以是:0.6000000000000000888817841970013。

Python 对数学中的数字类型提供了完整的支持,除了以上的数字类型,Python 还支持复数(complex)这个数据类型,读者可以通过 Python 的官方文档进行拓展学习。

2.2.4 文本型数据——字符串

1. 字符串的定义

文本型数据是一种常用的数据类型,其特点是一个由字符组成的序列,通常称为字符串(string)。Python 中的字符串用 str 对象来管理,在计算机内部以 Unicode 编码存储,显示时 Python 会根据 Unicode 编码值转换成对应的字符。写字符串时要用一对单引号、双引号或者三引号把字符串内容括起来。注意字符串两边的引号必须匹配。

```
# 单引号 '
s1 = ' 单引号括起来的字符串 '
# 双引号 "
s2 = " 双引号括起来的字符串 "
```

```
# 三个单引号 ''' 或者三个双引号 """
s3 = ''' 连续三个单引号括起来的字符串 '''
s4 = """ 连续三个双引号括起来的字符串 """
```

字符串里的内容可以是中文、英文、数字或者其他各种符号。即使内容为纯数字字符,只要符合上述字符串的定义方式,Python 会认为其为字符串,例如 26 是个整型数字,26.0 是一个浮点型数字,而 '26' 是一个字符串,不是数字。可以通过 int 函数将内容为整数的字符串转为整数,通过 float 函数将内容为浮点数的字符串转为浮点数,也可以通过 str 函数将某一个数字转换为字符串。

```
>>> s = input (' 身高 :')        # 提示用户输入身高值,返回值存入 s
身高 :184
>>> type (s)                   # 查看 s 的类型,结果为字符串 (str) 类型
<class 'str'>
>>> h = int (s)                # 用 int 函数将 s 的值转为整型
>>> type (h)
<class 'int'>
>>> s = input (' 体重 :')        # 提示用户输入体重值,返回值存入 s
体重 :70.5
>>> type (float (s))           # 用 int 函数将 s 的值转为浮点型
<class 'float'>
```

Python 中没有单独的字符类型,即使 1 个字符也是以字符串对象来实现,只不过字符串长度为 1。可以用 ord 函数将长度为 1 的字符串中的字符转换为对应的 Unicode 编码,也可以用 chr 函数获取某一个 Unicode 编码对应的字符。例如,

```
>>> ord (' 中 ')
20013
>>> chr (20013)
' 中 '
```

上述代码先用 ord 函数获取字符 ' 中 ' 的 Unicode 编码值 20013,然后用 chr 函数获得 Unicode 编码 20013 对应的字符 ' 中 '。

2. 字符串的操作

字符串的操作非常灵活,在实际应用中,字符串类型经常要进行相互拼接、串的长度获取、访问子串(切片)、相互拼接等操作。设字符串 s = 'HP 阳性 '。以下是字符串常用的一些操作和函数。

(1) 字符串拼接

可以用加号将两个字符串直接拼接成一个新的字符串。也可以用 n*s 的形式实现字符串 s 的 n 次拼接。下面的例子中先完成 'HP' 和 " 阳性 " 两个字符串的拼接形成字符串 s,然后在字符串 s 后面拼接 5 个加号。注意直接显示 s 的值和用 print 函数输出 s 的值之间的区别,直

接显示 s 的值除了字符串内容,还显示两端的字符串的语法标记(第 3 行)。而用 print 函数输出字符串的结果只显示字符串的内容(第 8 行),没有两端的语法标记引号。

```
1    >>> s = 'HP' + " 阳性 "
2    >>> s
3    'HP 阳性 '
4    >>> s = s + 5*' + '      # 在字符串后面增加 5 个加号
5    >>> s
6    'HP 阳性 + + + + + '
7    >>> print(s)
8    HP 阳性 + + + + +
```

(2) 转义字符

在 Python 的字符串中,有些特殊字符或者控制字符无法直接在字符串里表示,需要以转义字符的方式显示在字符串中。例如一个字符串 "HP 阳性 ",这个字符串的开始和结束两个双引号具有语法意义,两个双引号中间部分才是字符串的内容:HP 阳性。

>>> print("HP 阳性 ")

HP 阳性

这两个双引号本身不是字符串的内容。如果要在这个字符串内容里再加入一对双引号把字符串中两个汉字括起来,即字符串的输出结果为:HP" 阳性 ",该如何实现?

若直接写 "HP" 阳性 "",显然是不行的,因为 Python 识别字符串是相邻的两个相同的引号自动配对,引号中间的内容即为字符串内容。这样 Python 会把 "HP" 识别成第一个字符串,后面的两个双引号 "" 配对识别成一个空字符串,而中间的两个汉字无法识别了。一个解决办法是外面用单引号(Python 中单引号和双引号在表达字符串时语法意义相同),里面用双引号,写成 'HP" 阳性 "',这样前后两个单引号配对,中间内容全部为字符串内容。还有一个解决办法就是转义字符,用转义字符可以将不适合直接表达的特殊字符用另外一种方式表达出来。例如上面提到的双引号(英文半角)就是一种特殊字符,它属于语法元素,括在两个双引号之间的内容会被 Python 认为是一个字符串,但双引号本身不是字符串的一部分,如果字符串中包含双引号(英文半角),就可能导致 Python 对字符串识别错误。用转义字符可以在字符串中以间接方式表达特殊字符,从而使 Python 不发生识别错误。除了引号等具有语法意义的特殊字符,回车符、制表符等控制字符也可以用转义字符表达。Python 的转义字符通过一个反斜杠 "\" 加一个普通字符来实现,具体如表 2.1 所示。

表 2.1　常见转义字符

转义字符	含义
\\	表示一个反斜杠 \
\'	单引号 '
\"	双引号 "

转义字符	含义
\n	换行
\r	回车
\t	制表符
\xhh	表示一个字符,其 Unicode 编码为十六进制数字 hh。例如:'\x0a' 表示的是换行符,因为十六进制数字 0a 刚好是换行符的 Unicode 编码
\ooo	表示一个字符,其 Unicode 编码为八进制数字,最多支持 3 个八进制位。例如,'\042' 表示的双引号;"HP\42 阳性 \42" 表示的字符串内容为:HP" 阳性 "

以下为转义字符的使用示例。

```
1    >>> s = "HP\" 阳性 \""              # 在字符串内容包含两个双引号
2    >>> print(s)
3    HP" 阳性 "
4    >>> print("HP\n 阳性 ")             # 字符串中包含控制字符换行符
5    HP
6     阳性
7    >>> print("HP\t 阳性 ")             # 字符串中包含制表符 Tab
8    HP    阳性
9    >>> print("H\x50\x22 阳性 \42")      # 用编码表示特殊字符
10   HP" 阳性 "
```

在上述代码的第 1 行中,由于中间的两个双引号被反斜杠 \ 转义(转义后双引号不再具有语法意义,只作为字符串内容),所以标记字符串开始的第 1 个双引号只能匹配最后一个双引号,从而在语法上形成一个完整的字符串(双引号开始,双引号结束)。打印 s 的内容可以看到第 3 行输出结果正确。

第 4 行打印字符串中包含控制字符 \n 表示换行,字符串中的换行符使得打印结果分成两行显示。

第 7 行打印字符串中 \t 转义为制表符 Tab,制表符是一个不可见字符。

第 9 行使用字符所对应的 Unicode 编码来表示字符,编码模式可以选择 \xhh(十六进制)或者 \ooo(八进制)。\x50 表示 Unicode 为十六进制的字符,查阅 ASCII 表可知其对应字符 P,同理 \x22 为双引号的十六进制 Unicode 编码,\42 为半角双引号的八进制 Unicode 编码(八进制 42 等于十六进制的 22)。

(3) 索引

访问字符串中某一个字符,可用索引的方式来实现。若 s 为字符串,其长度为 n,索引的方式为 s[i],0<=i<n,称为索引值。索引的起始值为 0,向右依次加 1,最后一个字符的索引值为 n−1。还有一种用负数的索引方法,最后一个字符索引值为 −1,然后向左依次减 1,第一

个字符索引值为 –n,举例如下。

>>> s = 'HP 阳性 '

>>> s [0]　　　　#字符串的索引值从 0 开始编号,s [0]返回第 1 个元素

'H'

>>> s [3]

' 性 '

>>> s [4]　　　　#s 的索引范围是 0~3,用 4 作索引返回索引超出范围的错误提示

Traceback(most recent call last):

　　File"<pyshell#24>",line 1,in <module>

　　　　s [4]

IndexError:string index out of range

>>> s [–1]　　　　# 用负数作为索引,从右至左依次为 –1,–2,...

' 性 '

>>> s [–4]　　　　# 负数索引,第一个元素的索引值为 –len(s)

'H'

(4) 切片

截取字符串的一部分称为切片,语法为 s [i : j],表示截取索引为 i(包含 i)到 j 之间(不包含 j)的所有字符。如果 i 没有填写或者是 None,按 i 值为 0 处理。如果 j 的值没有给出,按照其值为字符串的字符个数处理。字符串中字符的个数可用函数 len 求得,对于上例中的字符串 s,len(s)的返回值为 4,表示字符串 s 中有 4 个字符。如果 i 或者 j 的值大于 s 的长度,按 i 或者 j 值为 len(s)进行处理。如果 i 的索引位置和 j 的索引位置相同,或者 i 的索引位置在 j 的索引位置的右侧,返回值为空字符串。

>>> s = 'HP 阳性 '

>>> s [0 : 1]　　# 和 s [0]返回值相同

'H'

>>> s [0 : 3]　　#终止值为 3,注意不包含索引值为 3 这个字符

'HP 阳 '

>>> s [: 6]　　#起始值没有提供,默认为 0,终止值超过串长度,按 len(s)处理

'HP 阳性 '

>>> s [:]　　# 无起始值按 0 处理,无终止值按 len(s)处理,相当于 s [0 : 4]

'HP 阳性 '

>>> s [3 : 1]　　#i 的索引位置在 j 的索引位置的右侧,返回空串

' '

>>> s [1 : 1]　　#i 的索引位置和 j 的索引位置的相同,返回空串

' '

(5) 获取字符串的长度

如前所述,len 函数可以获取字符串的字符个数。由于中文等多种非 ASCII 字符编码长度多于 1 个字节,因此字符串的字符个数和字符串所占用的字节个数是不一样的。要获得字符串所占用的字节数,需要用字符串的 encode 方法将其处理为 Unicode 编码,encode 方法返回值为 bytes 类型,bytes 类型把所有编码长度超过 1 个字节的字符都以 Unicode 编码进行表示,对字符串 encode 方法的返回值再使用 len 函数获取长度,便可以获得字符串所占字节长度,示例如下。

```
1   >>> s = 'HP 阳性 '
2   >>> s            # 字符串 s 的内容为 'HP 阳性 '
3   'HP 阳性 '
4   >>> len(s)    # 字符串中字符的个数
5   4
6   >>> a = s.encode( )
7   >>> a
8   b'HP\xe9\x98\xb3\xe6\x80\xa7'
9   >>> len(a)    #a 中字符个数为 8,HP 各占 1 个字节,两个汉字 "阳性" 各占 3 个字节
10  8
11  >>> type(a)
12  <class 'bytes'>
```

上例中第 6 行调用字符串的方法 encode 将 s 的内容转为 bytes 类型赋值给变量 a。bytes 类型顾名思义是单个字节(Byte)序列所构成的对象,称作字节串,其表现语法形式很像字符串,区别在于在引号前面加了一个小写字母 b 标记表示这是一个字节串。第 8 行为 bytes 类型变量 a 的显示,首先有一个小写字母 b 标记,后面引号内为字节串内容,字节串的西文字符在字节串中可以原文显示;由于 Unicode 编码中 1 个汉字占 3 个字节,因此字节串中的中文字符显示其对应的 Unicode 编码为 3 个字节,\xe9,\x98 和 \xb3 为汉字 "阳" 的 Unicode 编码,其表现格式 \xhh 为转义方式(参照表 2.1),\x 后面紧跟的 hh 为 1 个两位的十六进制数字,本例中 e9,98 和 b3 等均为十六进制数字。

第 9 行用 len 函数获取 bytes 类型变量的长度,第 10 行显示其值为 8,可知虽然字符串的长度为 4,但其所占用的字节数为 8。第 11 和 12 行用 type 函数显示变量 a 的类型为 bytes 类型。

3. 字符串的格式化

(1) format 方法

可以用字符串对象的 format 方法把其他对象按照某种格式嵌入字符串中指定的位置。实现方法为在字符串中用一对大括号{ }预留对象插入的位置,大括号以外的字符保持原样,大括号作为占位符,里面可以填入一个索引数字,字符串的 format 方法会将变量的值格式化处理成字符串,然后按照占位符中的索引顺序插入到对应的占位符上。示例如下。

h = input(' 请输入身高 :')
w = input(' 请输入体重 :')

print(' 身高为{ 0 },体重为{ 1 }。'.format(h,w))

上述代码运行后,按照提示输入身高和体重值,程序会打印身高和体重值如下。

请输入身高:184

请输入体重:70

身高为 184,体重为 70。

上例中,大括号中的数字 0 和 1 分别对应了 format 函数的第 0 个输入变量 h 和第 1 个输入变量 w。下面例子展示了用变量名进行索引的情况。

>>> s = ' {name}检查结果{result},{name}需遵医嘱服药 '.format(name = ' 李明 ',result = ' 阳性 ')

>>> print(s)

李明检查结果阳性,李明需遵医嘱服药

上述例子只是把 format 方法的参数变量转换成字符串对象拼接到原字符串中对应的占位符位置,并没有进行格式控制,实际上利用 format 方法还可以实现丰富的格式控制。在占位符中加入英文的冒号(:),表示要进行格式控制,冒号后面采用不同的格式控制标记即可完成对应的格式转换。

>>> p = 19 ;t = 22

>>>' 计算结果为{ }'.format(p/t)　　# 无格式控制(默认格式)

计算结果为:0.8636363636363636

>>>' 计算结果为{ :.2f }'.format(p/t)　　# 保留 2 位小数

' 计算结果为:0.86'

>>>' 计算结果为{ :.2% }'.format(p/t)　　# 保留 2 位小数并转变为百分比的形式

' 计算结果为:86.36%'

>>>' 计算结果为{ :>12.2% }'.format(p/t)　　# 宽度为 12 字符,靠右对齐,保留 2 位小数并转为百分比形式

' 计算结果为:　　86.36%'

Python 字符串对象的 format 方法提供了强大的格式控制,上述例子中所列举了一些常见的用法,完整的 format 方法格式控制读者可以参考在线拓展资料自主学习。

扩展阅读 2.1:字符串的 format 方法

在使用 format 方法时,如果字符串中需要一对大括号作为字符串的内容,而不具有占位符的语义,可以用{{来表示{,用}}来表示},这样就可以输出一对大括号。例如:

>>> print(' 参数 1 为{ },直接输出大括号{{ }},参数 2 为{ }'.format(3.14, 2.71))

参数 1 为 3.14,直接输出大括号{ },参数 2 为 2.71

(2) f-string 格式化

Python 3.6 版本以后推出一种更简洁的格式化方法称为 f-string。其特点是在字符串的左

侧引号前面加一个"f"或者"F"作为标记(注意标记和字符串的引号之间不能有空格),嵌入对象的区域依然用一对大括号来标记占位符的位置,所有要嵌入的对象和格式控制信息都直接写在了占位符大括号里,这样字符串后续的 format 方法不再需要。f-string 嵌入对象的格式控制方法和 format 方法一样。显然用 f-string 格式化要比 format 方法更简洁。

```
>>> p = 19
>>> t = 22
>>> f ' 计算结果为:{ p/t:.2% }'
' 计算结果为:86.36%'
>>> f ' 浮点数表示 1/10 为(小数点后 25 位):{ 1/10 :.25f }'
' 浮点数表示 1/10 为(小数点后 25 位):0.1000000000000000055511151'
```

(3) C 语言风格的格式化

Python 还支持类似 C 语言风格的格式化。

```
h = input(' 请输入身高:')
w = input(' 请输入体重:')
print(" 身高为 %s,体重为 %s"%(h,w))
```

上述代码运行结果为:

```
请输入身高:180
请输入体重:69
身高为 180,体重为 69
```

C 语言风格的格式化方法的更多细节读者可以查阅 Python 官方文档自行学习。

2.3 运算和表达式

2.3.1 基础运算和表达式

Python 有和数学对应的加、减、乘、除等运算符,也有求余、向下取整等具有计算机特点的运算符,通常把这一类运算符称为算术运算符。设 x 和 y 是两个整数,表 2.2 列出了这些基础运算的含义及其用法举例。

表 2.2　基础运算的含义及用法举例

运算	含义	举例
x + y	x + y 的和	2+3 结果为 5
x-y	x-y 的差	5-3 结果为 2
x*y	x 乘 y 的积	2*3 结果为 6

续表

运算	含义	举例
x/y	x 除以 y 的商	3/2 结果为 1.5
x//y	x 除以 y 的商向下取整	3//2 结果为 1，–3//2 结果为 –2
x%y	x 除以 y 的余数	3%2 结果为 1，2%3 结果为 2
–x	取 x 的相反数	–3 的结果为 –3
x**y	乘方运算，x 的 y 次方	3**2 结果为 9

运算的数字和运算符一起构成表达式，在 Python 中表达式经过运算规则进行运算后得到表达式的值。表 2.2 中运算除了最后两个"–x"和"x**y"比较特殊外，其余都是数学中常规的运算，可以分为两类，加法类（包含减法）和乘法类（包含各种除法），其运算符的优先级和数学意义上的优先级一样，乘法类运算优先级高于加法类运算，优先级相同的运算按照从左至右的顺序进行。另外，这些运算都是一个运算符连接两个操作数，称为双目运算。

"–x"为取相反数运算，只有一个操作数，这种运算称为单目运算，Python 中单目运算的优先级比常规的乘法类运算优先级高。最后一个"x**y"乘方运算的优先级又比单目运算优先级高。在实际应用中，如果需要先计算优先级低的运算时，可以用小括号把需要优先计算的内容括起来。

综上，基础运算的优先级可以简单总结为：小括号 > 乘方 > 单目运算 > 乘法类 > 加法类。举例如下：

```
1    >>> 5 + 6/3*–2
2    1.0
3    >>> –3**2
4    –9
5    >>> (–3)**2    #用小括号实现优先运算
6    9
```

上述第 1 行的表达式中，单目运算符最先运算，因此最后一个数字为 –2，然后乘法类运算符进行运算。从左至右，6 除以 3 得到 2.0，注意整型数字的除法的计算结果为浮点型，2.0 乘以 –2 为 –4.0，最后加法类运算，5 加 –4.0 得到最后结果 1.0。在运算过程中，如果两个操作数精度不一样，运算结果精度和精度更高的操作数一致，因此整数和浮点数运算结果为浮点数。第 3 行的表达式中乘方运算优先于单目运算，所以先算 3 的平方，然后再取相反数。

2.3.2 比较运算

Python 有 8 个比较运算符，它们的运算优先级相同，其运算优先级别低于算数运算的加法类运算。比较运算的结果只有两个值：True 和 False。表 2.3 是 Python 中的比较运算符。

表 2.3　Python 中的比较运算符

运算符	含义
<	小于
<=	小于或等于
>	大于
>=	大于或等于
==	等于(注意和赋值符号"="相区别)
!=	不等于
is	是(某个对象)
is not	不是(某个对象)

Python 内置的整数和浮点数可以直接进行比较运算,其比较逻辑和数学的比较逻辑相同。字符串的比较逻辑是根据字符的 Unicode 编码值,每个字符的 Unicode 编码值可以通过 ord 函数获取。比较特殊的是 is 和 is not 运算符,is 运算符的判断逻辑为一个对象和另一个对象是否为同一个对象,是同一个对象返回 True,否则返回 False。is not 运算符的判断逻辑和 is 刚好相反,不是同一个对象返回 True,否则返回 False。对象的判断依据为其 id 值,可以用 id 函数来获取。显然,如果 x is y 的结果为 True,则 x==y 的结果肯定为 True,反之则不一定成立。比较运算符的示例如下。

```
>>> a = 6
>>> b = 3
>>> c = a
>>> a < b
False
>>> a is not b
True
>>> a is c       #a 和 c 为同一个对象
True
>>> id(a)
1450664320
>>> id(c)        #通过 id(a)和 id(c)调用返回值可以看到 a 和 c 为同一个对象
1450664320
>>> a == c       #a 和 c 为同一个对象,因此其值肯定相等
True
>>> d = 6.0      #d 为浮点数 6.0
```

```
>>> a = = d        # 整数 6 和 浮点数 6.0 相等
True
>>> a is d         # 整数 6 和 浮点数 6.0 不是同一个对象
False
>>> s1 = 'abc2'    # 字符串比较运算
>>> s2 = 'abc3'
>>> s3 = 'acd2'
>>> s1 > s2        # 前三个字符 'abc' 相同, ord('2') 为 50, ord('3') 为 51, 因此 s2 应该大于 s1
False
>>> s3 > s1
True
>>> s3 > s2
True
```

Python 中可以实现链式比较, 示例如下。

x < y < = z

等同于:

x < y and y < = z

需要注意的是, 上述链式比较中不涉及 x 和 z 之间的比较, 因此链式比较语句
x < y > z 也是正确的写法。

2.3.3 布尔运算

布尔运算的结果只能是 True 和 False, 在 Python 中, None、数值 0、空字符串通常被视为
False。布尔运算涉及三个运算符:逻辑与(and)、逻辑或(or)和逻辑非(not)运算。布尔运算符
的优先级低于比较运算符。示例如下。

```
>>>5>10 and 5<10       # 例 1:与运算
False
>>>5>10 or 5<10        # 例 2:或运算
True
>>>not 5>10 and 5<10   # 例 3:非运算
True
```

由于比较运算优先级高于布尔运算, 例 1 中 5>10 这个比较运算表达式先执行得到 False。
根据与运算规则, False 和任何值相与结果依然是 False, 因此后续的 5<10 这个比较运算不再
执行, 表达式直接返回值 False。例 2 是或运算, 5>10 得到 False 值后, 无法确定整个表达式的
值, 因此后续的 5<10 这个比较运算继续执行得到 True, False or True 的运算结果为 True。例 3
中, 非运算的加入使得与运算符左侧的值为 True, 与运算符右侧的值也是 True, 最后整体结果
为 True。

2.4　Python 程序的流程控制

Python 程序默认是逐语句自上而下执行的,和其他编程语言一样,Python 中也可以通过选择语句和循环语句来实现对程序执行过程的控制。

2.4.1　if 语句

if 语句的语法逻辑为:如果满足某个条件,就执行某段代码,否则跳过这段代码或者执行另外一段代码,执行流程如图 2.2 所示。

图中 True 和 False 为表达式的运算结果,代码示例如下。

bmi = int(input(' 请输入您的 BMI 值:'))

if bmi > = 25 :

　　print(' 体重超重,请加强锻炼 ')

运行结果如下。

请输入您的 BMI 值:26

体重超重,请加强锻炼

if 语句也可以通过多个条件判断实现多分支结构。

if 条件表达式 1 :

　　代码段 1

elif 条件表达式 2 :

　　代码段 2

else:

　　代码段 3

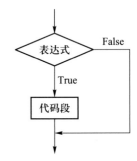

图 2.2　if 语句执行流程图

上述代码的运行逻辑为三个分支,程序从 if 语句开始,对条件表达式逐个进行判断,如果结果为 True 则进入执行分支里的代码段,一旦进入某一个分支,则执行完该分支的代码段后直接退出 if 语句块,不再进行其他分支的表达式判断,运行逻辑如图 2.3 所示。elif 后必须要带一个条件表达式,else 后不需要表达式,如果前面所有的表达式结果都是 False,则执行 else 语句对应的代码段。

图 2.3 中除了表达式 1 的 if 判断,表达式 2、表达式 3 及后续多个表达式可以有多个 elif 分支,最后还可以加一个 else 分支。若所有表达式均为 False,则执行 else 分支的代码段(对应图 2.3 中的代码段 n)。若所有表达式均为 False,又没有 else 语句,则直接跳出

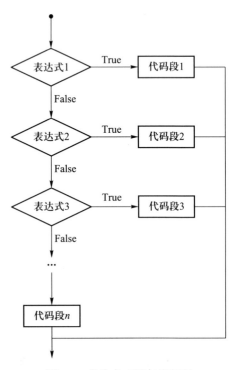

图 2.3　多分支 if 语句流程图

if 语句执行后续代码。下面是一个多分支 if 语句的示例。

```
1     s = input("请输入性别:")
2     h = float(input("请输入身高(米):"))
3     w = float(input("请输入体重(公斤):"))
4     BMI = w/h**2
5     if s == "男":
6         if BMI>25:
7             print("超重")
8         elif BMI>=20:
9             print("正常")
10        else:
11            print("偏瘦")
12    elif s == "女":
13        if BMI>23:
14            print("超重")
15        elif BMI>=18:
16            print("正常")
17        else:
18            print("偏瘦")
```

上面例子首先提示用户输入的性别、身高和体重分别存放在变量 s、h 和 w 中,计算 BMI 值,然后进入两层嵌套 if 语句,第一层 if 语句是根据不同性别进行语句分支(男女的 BMI 体型标准不同),第 5 行和第 12 行为第一层 if 语句的两个条件表达式。第二层是依据 BMI 值的不同给出对应的体型信息。第 6 行至第 11 行、第 13 行至第 18 行为两个第二层 if 语句,均为多分支。需要注意的是,多分支语句是按照从上到下的顺序检测表达式的值,如果为 True 则进入对应分支的语句块,执行完毕后整个 if 语句结束,不再进行后续表达式的检测。所以第 8 行的条件表达式可以写成 BMI>=20,而不需要写成 25>=BMI>=20,因为第 6 行的第一个表达式已经对 BMI>25 的情况进行了判定,语句能执行到第 8 行,说明第一个表达式的结果为 False,即 25>=BMI。当所有的表达式值均为 False,if 语句执行 else 分支的代码段。

2.4.2 for 语句和 range 函数

Python 中的 for 语句可以遍历一个序列中的所有元素,例如前面学习的字符串就是一个序列。

```
>>> s = 'HP阳性'
>>> for i in s:
    print(i)
H
```

P

阳

性

除了字符串可以被当作一个序列外,Python 还提供了多种序列数据类型。比较常见的一种用法是用 range 函数来生成一个数字序列,然后用 for 语句来进行遍历,从而完成某种循环操作。range 函数的使用语法为:

range(start,stop,step)

第一个参数 start 为序列起始值,默认为 0,第二个参数 stop 为序列的终止值(不包含终止值),第三个参数 step 为序列的相邻两个值之间的增量,也叫步长,这个参数为可选参数,如果没有给出则默认为 1,示例如下。

for i in range(1,10):

　　print(i,end = ',')

　　程序运行后输出:1,2,3,4,5,6,7,8,9,

上述代码 range(1,10)生成了从 1 到 9 的一个区间(range)对象,区间对象是一种序列类型的数据,for 语句自动对此区间对象的元素进行遍历。因为 range 函数的两个参数 start 和 stop 是一个左闭右开的整数区间,所以最后生成的区间对象为 1 到 9,共 9 个整数。由于区间对象有 9 个元素,所以 print 函数执行了 9 次。此例调用 print 函数时给 end 参数进行赋值,end 参数的默认值为 '\n',即在 end 参数没有给出的情况下 print 调用完毕后会进行换行,此段代码给 end 参数赋值为逗号,每次 print 函数调用完毕不会换行,而是会输出一个逗号,这样就把序列中的元素输出在同一行,并且用逗号分隔开。由于循环执行了 9 次,因此 print 函数调用了 9 次,在同一行输出 9 个数字和 9 个逗号。

当 range 函数只有一个参数时,其值为第二个参数 stop 的值,默认第一个参数 start 的值为 0,下面是 range 函数的另外两个例子。

for i in range(10):　　#start 为 0(默认值),stop 为 10

　　print(i,end = ',')

程序运行后输出:0,1,2,3,4,5,6,7,8,9,

for i in range(0,10,2):　　#start 为 0,stop 为 10,步长为 2

　　print(i,end = ',')

程序运行后输出:0,2,4,6,8,

可以看出,使用 for 语句时,循环次数必须是确定的,即序列中元素的个数必须确定。当循环的次数不能确定时,则无法使用 for 语句实现。

2.4.3　while 语句

在循环次数无法确定时(例如当用户按下 Esc 键再退出循环),可以用 while 语句实现循环。其语法为:

while 表达式:

代码段

当表达式结果为 True 时,执行代码段,然后再次判断表达式的值,如此循环,直到表达式的值为 False 时,退出循环。用 while 循环设计一个简单的身体质量指数(BMI,Body Mass Index)计算器,用户可以循环多次计算 BMI 值,while 语句判断用户是否输入了字母 "Q"(大小写均可),若是字母 "Q" 则退出循环,否则继续计算。示例代码如下。

s = input('BMI 计算器(按 q 键退出,按其他任意键继续):')
while s! = 'q' and s! = 'Q':
    h = float(input(' 请输入身高(m):'))
    w = float(input(' 请输入体重(kg):'))
    bmi = w/(h*h)
    print(' 您的 BMI 值为:',bmi)
    s = input('BMI 计算器(按 q 键退出,按其他任意键继续)')

程序运行结果如下。

BMI 计算器(按 q 键退出,按其他任意键继续):
请输入身高(m):1.82
请输入体重(kg):69
您的 BMI 值为:20.830817534114235
BMI 计算器(按 q 键退出,按其他任意键继续)q

由于用户需要计算多少次是不确定的,上述 while 循环完美地实现了该需求,循环可能执行很多次,也可能一次都不执行。

需要注意的是,while 语句的条件表达式设计非常关键,因为如果条件表达式的结果一直是 True,则循环会一直运行下去,形成 "死循环"。示例如下。

while 5 > 2 :
    print(' 这是一个死循环!')

因为条件表达式 5 > 2 的结果永远为 True,这个 while 语句会一直执行,只能通过强制方式关闭程序的运行。

2.4.4 break 和 continue 语句

在循环语句中,用 break 和 continue 语句可以控制循环流程。break 语句可以直接退出循环,而 continue 语句可以停止当前循环而进入新一轮循环。图 2.4 分别显示了 break 语句和 continue 语句的运行逻辑。

在适当的时候使用 break 或者 continue 语句,可以提高程序运行效率。例如,对于用户输入的任意数字 n,编程判断是不是一个素数,如果是,则输出 "素数",否则输出 "非素数"。根据素数的定义,需要对 2 到 $n-1$(理论上只需要测试到 n 的平方根处)之间的数字进行 n 的整除测试,如果都不能整除,则可以判断为素数,显然这里需要一个循环语句,但是如果发现有一个数字能整除,则可以断定其为非素数,后续测试即可停止。示例代码如下。

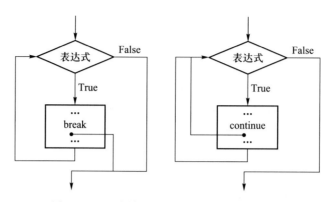

图 2.4　break 语句和 continue 语句的运行逻辑

# 对用户输入的值进行是否素数的判定,判定结果用布尔变量 isPrime 记录
n = int(input(' 请输入一个大于 1 的整数 n:'))
isPrime = True
for i in range(2,n):
　　if n%i == 0 :
　　　　isPrime = False
　　　　break
# 根据 isPrime 的值输出判断结果
if isPrime:
　　print(' 素数 ')
else:
　　print(' 非素数 ')

上述代码中,n 为用户输入的一个整数,设置变量 isPrime 为 True,即默认数字 n 是一个素数,然后用 for 语句和 range 函数实现循环,对 2 到 n−1 之间的数字进行整除测试,如果发现有一个数能整除 n,则改变 isPrime 的值为 False,然后用 break 语句直接跳出循环。若一直测试到最后一个元素 n−1,没有发现任何整除项,则 for 语句正常结束,此时 isPrime 的值没有改变,仍为 True,下一条语句根据 isPrime 的值判定 n 为素数。

有时循环过程中需要跳过某些特殊情况,这时候可以用 continue 语句来实现。例如,要求从 1 到 n 所有整数中非 7 的整数倍的所有数字的和,用 for 语句实现示例代码如下。

n = int(input(' 请输入一个大于 1 的整数 n:'))
s = 0
for i in range(1,n + 1):　　#range 函数的参数区间是左闭右开
　　if i%7 == 0 :
　　　　continue
　　s += i;
print(' 从 1 到 的非 7 的倍数所有数字和为:'.format(n),s)

用 while 语句实现的示例代码如下。

```
n = int(input('请输入一个大于 1 的整数 n:'))
s = i = 0
while i < n:
    i += 1
    if i%7 == 0:
        continue
    s += i;
print('从 1 到{}的非 7 的倍数所有数字和为:'.format(n),s)
```

上述两段程序都是通过 continue 语句跳过 7 的倍数,进入下一轮循环,从而实现对非 7 的倍数的所有整数进行求和。通过对比可以发现,while 语句比 for 语句的循环变量 i 操作要复杂一些,因为 for 语句的循环变量会自动从 range 生成的序列中取值,而 while 语句的循环中没有这样的序列存在,因此需要在循环语句中增加赋初值的操作,并且在循环体中累加循环变量。

需要注意的是,break 和 continue 语句只能出现在循环体中,而且其跳转只限于包裹它们的最近的一层循环。例如,当有多重循环嵌套时,最内层循环体内的 break 语句只能跳出最内层的循环语句,而最内层循环体内的 continue 语句也会直接回到最内层循环的开头开始新一轮判断。

2.5 容器类数据类型

除了前面学习的整数、浮点数、字符串等基础数据类型外,Python 还提供了一些"容器类"数据类型,分别是列表(list),元组(tuple)、字典(dictionary)和集合(set)。之所以称其为"容器类"数据类型,是因为它们像容器一样,可以存入多个对象。其中列表和元组都属于序列(sequence)对象,和前面学过的字符串、区间对象相似,其共同特点是有序性,因此也支持拼接、重复、索引和切片操作。

2.5.1 列表

1. 列表的创建

列表是一组有序且可以变化的对象的集合,是 Python 中常用的数据类型之一。列表中存放的对象一般称为列表的元素,同一个列表中的元素可以类型不相同,甚至可以是另外一个列表。创建列表时,需把所有的列表元素放在一对中括号内,各元素之间用半角逗号分隔。也可以用 list 函数来创建列表,用 list 函数创建列表时,输入参数只能是一个可迭代对象或者为空(此时创建空列表),示例如下。

```
a = [ ]
```

s = ['HP 阳性']

n = [28, 33, 100]

r = ['李明', 1.8, 75, [98, 90, 95]]

l = list(range(10))

m = list('HP 阳性')

上述列表的定义中,最后两个列表 l 和 m 是利用 list 函数将另外一个序列的元素转换为列表元素来生成列表。需要注意的是,m = list('HP 阳性'),输入参数字符串 'HP 阳性' 为一个可迭代对象,list 函数会把可迭代对象中的每一个元素都作为列表元素,因此创建的列表共有 4 个元素,是字符串 'HP 阳性' 中的 4 个字符,而 s = ['HP 阳性'] 是将字符串 'HP 阳性' 作为一个元素生成一个列表,只有 1 个元素。

2. 列表的操作

可以将一个列表直接用 print 函数输出,示例如下。

l = list(range(10))

print(l)

显示的结果为: [0, 1, 2, 3, 4, 5, 6, 7, 8, 9]

列表也支持拼接、重复、索引和切片操作,示例如下。

```
>>> m = list('HP 阳性')
>>> n = [28, 33, 100]
>>> l = m + n
>>> l[:]
['H', 'P', '阳', '性', 28, 33, 100]
>>> m*2
['H', 'P', '阳', '性', 'H', 'P', '阳', '性']
>>> l[-1]     # 以负索引方式,从右至左依次为 -1, -2, …
100
>>> l[0]
'H'
```

可以看到,作为一个序列,列表的操作和字符串序列的操作语法完全相同。同样,也可以用 for 语句对列表中的元素进行遍历。

```
m = list('HP 阳性')
for i in m:
    print(i)
```

上述代码依次分行输出"H""P""阳""性"。

不同的是,字符串是一个不可变对象(immutable object),而列表是一个可变对象(mutable object)。所谓不可变对象,就是对象一旦在内存中创建,就不能被修改,直至其被销毁。而可变对象是指对象可以被改变。因为列表是可变对象,因此列表还支持增加元素、删除元素和排序等操作。列表的排序可以使用列表对象的方法 sort。对象的方法是指这个对象所属的类(class)定义时在类中所定义的函数,也叫对象的成员函数,其使用方法是:对象名.方法名。

列表的赋值和排序示例如下。

```
>>> n = [28, 33, 100]
>>> n[0] = 126
>>> n
[126, 33, 100]
>>> n.sort()
>>> n
[33, 100, 126]
```

可以根据列表元素的索引用 del 语句删除一个或多个列表元素。删除一个元素时也可以用列表对象的 pop 成员函数,删除的同时 pop 函数会返回这个元素的值,示例如下。

```
>>> n = [33, 100, 126, 1, 2, 6]
>>> n.pop(2)
126
>>> n
[33, 100, 1, 2, 6]
>>> del n[1]
>>> n
[33, 1, 2, 6]
>>> del n[0:2]
>>> n
[2, 6]
>>> del n[:]
>>> n
[]
```

上述代码对列表 n 首先用列表的成员函数 pop 删除了索引为 2 的元素(数字 126),然后用 del 语句删除了索引为 1 的元素(数字 100),然后用 del n[0:2]语句删除了前两个元素,最后用 del n[:]删除了所有元素,即实现了列表元素的清空,相当于列表的成员函数 clear。对于列表 n, del n[:]和 n.clear()效果相同,均为清空列表元素,只剩下一个空列表。注意:使用 del 语句时,清空列表的语句是 del n[:],而不是 del n。后者表示删除列表对象。

```
>>> n = [33, 100, 126, 1, 2, 6]
>>> del n
>>> n
Traceback (most recent call last):
    File "<pyshell#2>", line 1, in <module>
```

n

NameError:name 'n' is not defined

用 del 语句删除一个对象名后,这个对象名关联的资源将会被释放,该对象名将变成未定义状态。前面学习的变量名也可以通过这种方法删除。

列表是可读写的序列对象,更多的序列对象操作,可通过扫描二维码进一步学习。

扩展阅读 2.2：序列对象的操作

2.5.2　元组

1. 元组的创建

元组也是一组有序的对象,和列表非常相似,但元组是不可变对象,可以理解成只读的列表。定义元组时使用小括号,内部元素之间用逗号隔开。创建元组时最外层的小括号也可以省略。

tp1 = (3,6,9,12)

tp2 = (36,2.8,"abc",[26,15])

tp3 = 36,2.8,"abc",[26,15]

tp4 = ( )

上述语句创建的元组中,tp2 和 tp3 是相同的,tp3 省略了小括号。tp4 创建了一个空元组。

类似列表创建时的 list 函数,元组的创建可以使用 tuple 函数,传入序列对象,tuple 函数会把序列对象的每一项作为元素来创建元组。

t1 = tuple([28,15,99,352])　　#(28,15,99,352)

t2 = tuple(range(5))　　#(0,1,2,3,4)

t3 = tuple('HP 阳性')　　#('H','P','阳','性')

由于小括号是表达式中常用的一种符号,因此当创建的元组中只有 1 个元素时,会稍微有点麻烦。需要在唯一的元素后面加一个逗号,否则会被识别成一个变量的定义或者看成一个表达式进行运算。

>>>s = 'hello'

>>>ss = ('HP')

>>>i = 1

>>>j = (2)

以上 4 行代码均没有创建元组,前两行 s 和 ss 分别是创建了两个字符串对象,后面的 i 和 j 均为整数。如果要创建元组,正确的语句如下。

>>>s = 'hello',

>>> s

('hello',)

>>>ss = ('HP',)

>>> ss

('HP',)

>>>i = 1,

>>> i

(1,)

>>> j=(2,)

>>> j

(2,)

2. 元组的操作

元组的访问语法和列表完全相同,支持拼接、重复、索引和切片这些操作,接着上文中定义的元组,示例代码如下。

>>> t1

(28,15,99,352)

>>> t2

(0,1,2,3,4)

>>> t1 + t2

(28,15,99,352,0,1,2,3,4)

>>> t1*2

(28,15,99,352,28,15,99,352)

>>> t1 [–2]

99

>>> t1 [:]

(28,15,99,352)

>>> t1 [1 :3]

(15,99)

元组不支持任何修改操作,一旦创建,其元素就不能改变。但是如果元组的元素是容器类数据(例如列表),则容器内元素是否能够改变取决于容器类数据的特性。

t =([' 内科 ',' 外科 '],100,98)

t [0][0]=' 药学 '　　# 正确!

t [1]=1　　# 错误! 不允许更改第一个元素

上例中元组的第一个元素是列表,因此 t [0]将会获得列表,列表是一个容器类数据,t [0][0]则相当于在访问列表的内部第一个元素(列表索引的起始值为 0),对 t [0][0]赋值使列表的第一个元素由 ' 内科 ' 变成了 ' 药学 ',这样操作是允许的,因为对于元组 t 而言,其t [0]位置的元素没有改变,依然是原来的列表,和元组的只读特性不冲突。

但上述语句 t [1]=1 试图修改元组中序号为 1 的元素,其为一个整数,这个操作会引起一个错误:TypeError:'tuple' object does not support item assignment,即提示元组对象不支持赋值操作。

2.5.3　字典

1. 字典的创建

字典的特点是使用键值对(key-value pairs)对数据进行存储,使用键访问对应的值。字典定义使用大括号,键与值之间用冒号隔开,键值对之间用半角逗号隔开。基本格式为:

d={key1:value1,key2:value2……}

示例如下。

d={'语文':90,'数学':98,'外语':93}

d1={}　　# 创建一个空字典

也可以用 dict 函数创建字典。此时需要以键值对序列的方式提供参数,示例如下。

>>> dict([('语文',90), ('数学',98), ('外语',93)])

{'语文':90,'数学':98,'外语':93}

如果字典的键是字符串,也可以用如下方式来创建字典。

>>> dict(语文=90,数学=98,外语=93)

{'语文':90,'数学':98,'外语':93}

注意,这种方式创建字典时要求键必须是字符串,但在创建时字符串两边不带引号。

2. 字典的操作

字典是可变对象,当用键访问字典的方式为字典赋值时,如果此键已经存在,则对应的值会被新赋的值替换;如果此键不存在,则会增加一个新的键值对。

>>> d=dict(语文=90,数学=98,外语=93)

>>> d['语文']

90

>>> d['语文']=88

>>> d

{'语文':88,'数学':98,'外语':93}

>>> d['生物']=96　　# 增加了一个键值对,生物成绩

>>> d

{'语文':88,'数学':98,'外语':93,'生物':96}

>>> del d['生物']　　# 删除了一个键值对('生物':96)

>>> d

{'语文':88,'数学':98,'外语':93}

用 for 循环遍历字典时,获得的是字典的键,通过键可以获取其对应的值。

>>> for i in d:

　　　　print(i,d[i])

语文 90

数学 98

外语 93

也可以通过字典的 items 成员函数同时获得键值对。

>>> for k,v in d.items( ):
        print(k,v,sep = ':',end = ' ')

输出结果为:

语文:88   数学:98   外语:93

上述代码通过 items 方法同时获得字典的键和值,在输出时通过指定 print 函数的 sep 和 end 参数,实现了输出格式的调整。sep 参数确定了一个 print 函数中的多个输出内容之间如何分隔,end 参数指定了 print 函数结束时要输出的内容,默认值为换行,这里将其改为空格字符串,这样循环中的 print 函数每次输出后不换行,而是输出一个空格。

通过字典的 keys 和 values 可以分别获得字典的所有的键和值。

>>> for i in d.values( ):
        print(i,end = ' ')

输出结果为:88 98 93

>>> for i in d.keys( ):
        print(i,end = ' ')

输出结果为:语文 数学 外语

2.5.4 集合

Python 还对数学上的集合进行了建模,这类数据也称为集合(set),集合也是"容器类"数据类型,其由无序而且不重复的元素构成。集合的运算支持数学上的并集、交集、差集等运算。Python 的集合是一种可变对象。

创建集合的方法有两种。一种是用一对大括号,中间各集合元素用逗号分隔,重复的元素会被自动剔除。示例如下。

>>>s = {1,3,4,5,6,5,6,7}

>>>s

{1,3,4,5,6,7}

>>>subjects = {'语文','数学','外语','生物','数学','外语'}

>>> print(subjects)

{'外语','数学','语文','生物'}

另外一种方法是用集合的创建函数 set,set 函数可以把传入的对象的每一项去除重复项后作为集合的元素来创建集合。需要注意的是,创建空的集合要用 set( ),而不能用{ },因为后者表示空的字典。示例如下。

>>>a = set('Hello world')

>>>a

{'l','','r','H','w','o','e','d'}

剔除了重复项,注意包含了一个空格元素
```
>>>b = set('apple')
>>>b
{'p','a','e','l'}
```
由于集合的一个重要特点是其中的元素是无序的,因此集合输出时其元素的顺序可能不固定。同时无序的特点也决定了集合无法像列表那样通过索引来访问。通常对集合进行的操作有遍历、判断元素是否在集合中以及集合之间的运算。基于上面示例创建的集合,可以进行下述操作。

```
>>>for i in subjects:# 遍历
        print(i,end = ' ')
外语　数学　语文　生物
>>>'物理' in subjects# 判断一个对象是否在集合中
False
>>>a
{'l',' ','r','H','w','o','e','d'}
>>>b
{'p','a','e','l'}
>>> a-b    # 差运算 在集合 a,但不在集合 b 中的元素
{' ','r','H','w','o','d'}
>>>a | b    # 并集运算
{'l',' ','r','H','p','a','w','o','e','d'}
>>> a & b# 交集运算
{'e','l'}
```

2.6　医学数据管理案例

要完成前文中提到的医疗数据采集的任务:患者循环输入基础数据(ID、年龄、身高和体重)和体检指标数据(血压、心率)输入完毕后程序对患者数据进行汇总打印,用户可以查询任何一个患者的数据。先根据任务需求画出流程图,如图 2.5 所示。

在 IDLE 编辑器中编写如下代码。

```
lp =[]
s = input('患者数据采集,直接按回车键开始,输入 q 后回车退出:')
while s.lower() != 'q':
    l =[]
    n = input('请输入患者的 ID:')
```

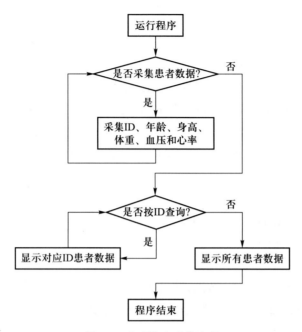

图 2.5　患者信息采集流程

l.append(n)

s=input('请输入患者'+n+'的年龄:')

l.append(int(s))

s=input('请输入患者'+n+'的身高(m):')

l.append(float(s))

s=input('请输入患者'+n+'的体重(kg):')

l.append(float(s))

s=input('请输入患者'+n+'的收缩压(mmHg):')

l.append(float(s))

s=input('请输入患者'+n+'的舒张压(mmHg):')

l.append(float(s))

s=input('请输入患者'+n+'的心率:')

l.append(int(s))

lp.append(l)

print('患者'+n+'数据采集完毕。')

print('已采集数据'+str(len(lp))+'条。')

s=input('按回车键继续采集,输入 q 后回车退出采集:')

print('患者数据采集完毕。')

while True:

s=input('输入 ID 后回车查询患者信息,直接回车显示所有数据并退出程序:')

```
        if s! = ' ' :
            for i in lp:
                if i [ 0 ] = = s:
                    si = '患者{ }:{ }岁,身高{ },体重{ },血压{ }/ { },心率{ }。'
                    print(si.format(i [ 0 ],i [ 1 ],i [ 2 ],i [ 3 ],i [ 4 ],i [ 5 ],i [ 6 ]))
        else:
            print('ID\t 年龄 \t 身高(m)\t 体重(kg)\t 收缩压 \t 舒张压 \t 心率')
            for i in lp:
                for j in i:
                    print(j,end = '\t')
                print('')
        break
```

按 F5 键运行后,按照提示输入数据,结果如下。

患者数据采集,直接按回车键开始,输入 q 后回车退出:

请输入患者的 ID:001

请输入患者 001 的年龄:20

请输入患者 001 的身高(m):1.87

请输入患者 001 的体重(kg):73

请输入患者 001 的收缩压(mmHg):125

请输入患者 001 的舒张压(mmHg):86

请输入患者 001 的心率:65

患者 001 数据采集完毕。

已采集数据 1 条。

按回车键继续数据采集,输入 q 后回车退出数据采集:

请输入患者的 ID:002

请输入患者 002 的年龄:19

请输入患者 002 的身高(m):1.88

请输入患者 002 的体重(kg):70

请输入患者 002 的收缩压(mmHg):126

请输入患者 002 的舒张压(mmHg):79

请输入患者 002 的心率:58

患者 002 数据采集完毕。

已采集数据 2 条。

按回车键继续数据采集,输入 q 后回车退出数据采集:q

数据采集完毕。

输入 ID 后回车查询患者信息,直接回车显示所有数据并退出程序:002

患者 002 : 19 岁, 身高 1.88, 体重 70.0, 血压 126.0/79.0, 心率 58。

输入 ID 后回车查询患者信息, 直接回车显示所有数据并退出程序 :

ID	年龄	身高(m)	体重(kg)	收缩压	舒张压	心率
001	20	1.87	73.0	125.0	86.0	65
002	19	1.88	70.0	126.0	79.0	58

2.7 本章小结

本章学习了 Python 的一些基本概念和语法。Python 代码的一大特点就是代码的缩进表示逻辑层次, 具有语法意义。基础数据类型包括数字类型、文本类型、逻辑类型和 None。其中数字类型又分为整数、浮点数和复数。基础数据类型和运算符结合可以形成表达式, 实现算术、比较或者布尔运算。if 语句可以实现分支, for 和 while 语句可以实现循环。Python 还提供了列表、元组、字典和集合四种 "容器类" 数据类型。通过本章的学习用户能够编写一个完整程序来完成一些简单的医学数据处理任务。如何进一步提高代码的效率, 多人协作, 代码重用, 实现数据在硬盘上的永久存储等高级功能, 将在后续章节中学习。

2.8 实训与拓展

某地突发新型冠状病毒肺炎, 医院成立发热门诊, 对疑似患者进行收治。为了科学管理患者数据, 请用 Python 编写一个发热门诊患者数据采集程序, 要求如下。

- 能够完成多名患者数据采集。
- 采集数据有姓名, 性别, 年龄, 身高, 体重, 体温等。
- 采集数据用字典存储, 键为采集的数据名称, 值为采集的数据值。
- 采集过程中, 用户可以随时在屏幕上显示当前已经采集的数据情况, 包括人数、平均年龄等简单统计情况。
- 采集过程中, 用户可以随时退出程序。

2.9 习题

1. 填空题

(1) 下面代码运行后输出结果为_____。

```
a = 12 ; b = 0
print((a > b + 1)and(a > 14))
```

（2）下面代码运行后输出结果为_____。

```
i = 0
while i < 10 :
    i + = 1
print(i)
```

（3）下面代码运行后输出结果为_____。

```
n = 2
if not n > 0 :
    print(n + 1)
else:
    print(n-1)
```

（4）下面代码运行后 s1 的值为_____。

```
s = 'HP 阳性 + '
s1 = s [ :-1 ]
```

（5）语句 print(r"e:\\.py") 的运行结果是_____。

（6）语句 print(float('2e2')) 的运行结果是_____。

（7）赋值语句 x =(5,) 执行后变量 x 的数据类型为_____。

（8）表达式 list(range(8)) [: :2] 的值为_____。

（9）表达式 len("a\tbc") + 1 的计算结果是_____。

（10）下面代码运行后输出结果为_____。

```
for i in range(1,10):
    if i%2 = = 0 :
        break;
    print(i)
```

2. 单选题

（1）关于 Python 代码中的缩进说法错误的是（　　）。

A. 可以使代码层次清晰　　　　　　　　B. 一般采用 4 个空格表示一级缩进

C. 可以用 tab 键来表示缩进　　　　　　D. 缩进只是让代码可读性增强

（2）Python 中下面代码说法正确的是（　　）。

```
i,s = 1,0
while i< = 10 :
    s = s + i
print(s)
```

A. 运行结果是 55　　　B. 运行结果是 45　　　C. 死循环　　　D. 运行结果为 0

（3）Python 中执行赋值语句 x,y,z = 1,2,3 后,再执行 z,x,y = y,z,x,变量 x、y、z 中分别赋值为（　　）。

A. 1,2,3　　　　　B. 3,1,2　　　　　C. 2,1,3　　　　　D. 3,2,1

（4）Python 中关于字典类型对象的描述错误的是（　　）。

A. 字典类型是一种无序的对象集合　　　B. 字典类型中的值可以通过键来存取

C. 字典类型中可以包含列表和嵌套字典　D. 字典类型中的元素可以通过顺序定位来操作

（5）Python 中关于列表的说法错误的是（　　）。

A. 列表中可以包含不同的数据类型　　　B. 列表对象可以通过 tuple( ) 方法转换为元组

C. 列表对象是可变对象　　　　　　　　D. 列表中的元素是不能重复的

(6) Python 中关于集合的说法错误的是(　　)。

A. 集合中的元素是不能重复的　　　　　　　　B. 集合中的元素是无序排列的

C. 集合中的元素支持索引或切片操作　　　　　D. 集合的元素可以是数字、字符串或元组

(7) Python 中下面程序的输出结果是(　　)。

lb = [1,2,3,4,5,6,7,8,9,0]

lb[1:3] = 'abc'

print(lb[2])

A. 4　　　　　　　　　B. b　　　　　　　　C. abc　　　　　　　　D. c

(8) 关于下面 4 行代码,正确的说法是(　　)。

a = (('ID1',12,26),['ID2',30,50])

a[0][2] = 15

a[1][0] = 'ID3'

a[1] = ['ID3',13,60]

A. 第二行正确　　　　B. 第三行正确　　　　C. 第四行正确　　　　D. 全都正确

(9) Python 语句中,'5>3' 和 5>3 的区别说法正确的是(　　)。

A. 二者都是字符串

B. 二者都是比较运算

C. 前者是字符串;后者是表达式,其运算结果是布尔对象

D. 前者是字符串;后者是表达式,其运算结果是整数对象

(10) 下面代码输出结果为(　　)。

a = [0,10,11]

for i in range(len(a)):

　　print(i,a[i],end = ' ')

A. 0 0-1 10-2 11-　　B. 1 0-2 10-3 11-　　C. 0 0 1 10 2 11　　D. 1 0 2 10 3 11

第3章

代码复用——函数与模块

　　函数(function)是一段有特定功能的、可以重复使用的代码,是程序中最小的功能单元,在程序设计中具有举足轻重的地位。在实际应用中,通常是将处理同一类问题的函数封装在模块中,这样既方便开发者管理,也方便使用者调用。本章主要介绍了函数的定义、函数的参数、函数的返回值、函数的调用、函数中变量的作用域、lambda 函数、递归、包和模块等,最后通过具体实例,讲述了 turtle 模块中常见函数的用法,旨在通过此例,加深读者对函数的理解。

3.1　使用函数的意义

　　在程序设计时,经常需要多次执行具有相同功能的代码段。此时,如果将这些具有相同功能的代码段复制到代码相应的位置也许可以实现想要的功能,但这样做会带来很多弊端:一是使代码维护变得困难,一旦发现一处有漏洞,就需要修改所有使用该代码的地方,这在一个代码量庞大的程序中工作量是非常大的;二是相同功能的代码段大幅增加,使得程序的可读性变差,给其他阅读者带来不便。

　　例如,对于一个医院门诊叫号系统,如果需要在叫号屏幕上输出如下信息。

请患者 A 到 A001 诊室就诊。

请患者 B 到 A003 诊室就诊。

请患者 C 到 A002 诊室就诊。

……

通过如下代码可以输出以上信息。

print("请患者 A 到 A001 诊室就诊。")

print("请患者 B 到 A003 诊室就诊。")

print("请患者 C 到 A002 诊室就诊。")

……

　　对于上述代码,如果需要增加或修改患者及诊室信息,就会很不方便,而且会产生很多重复代码。

　　在实际的应用程序中,程序的绝大部分功能都是通过调用函数实现的。程序员会将相同功能的代码段设计成函数,然后在需要使用该功能的地方直接调用该函数,如果该功能需要修改,则只需要修改相应的函数,此时,更新过的函数的功能会全部体现在该函数的调用之处。这样做不仅使得代码维护变得容易,保证了代码的一致性,也使得代码复用变得简单。

3.2 函数的定义

函数一般分为系统内置函数、模块中的函数和自定义函数。系统内置函数可以直接调用,例如 eval( )、id( )、type( )等。模块中的函数需要导入相应的模块到当前文件才可调用(详见 3.9 节)。自定义函数是用户自己编写的函数。

扩展阅读 3.1:
系统内置函数

在 Python 语言中,使用关键字 def 定义一个函数,一般格式如下。

def 函数名(形参列表):

    函数体

其中,def 是定义函数的关键字,其后跟一个空格,再后面是函数名和形参列表,并以英文冒号结尾。函数定义的第一行被称为函数头,其余部分被称为函数体,其中函数头必须以冒号结尾,函数体必须要缩进,以表明与函数头之间的隶属关系。

函数名的命名规则与变量名的命名规则相同,需要注意的是,在同一个程序文件中不要使函数名与变量名同名。在函数定义中,函数名后面的一对小括号中的变量称为形式参数(formal parameter,简称形参),它的作用是接收调用函数传入的值。形参可以有 0 个或多个,当形参个数为 0 时,小括号也必须保留,当形参个数为 2 或以上时,多个参数之间需要用英文逗号隔开。

例 3.1 利用函数将门诊叫号代码进行了封装,可以达到代码复用的目的,同时使代码变得简洁。

例 3.1 根据已挂号信息,通过定义函数实现简单的医院门诊叫号功能。

```
1   def callSystem(pName):        # 定义 callSystem( )函数
2       i = pNameList.index(pName)        # 获取值为 pName 的列表元素的下标
3       if dNameList [ i ] in rDict:        # 如果患者挂号的医生存在对应诊室
4           pName = pNameList [ i ]
5           dName = dNameList [ i ]
6           roomID = rDict [ dNameList [ i ]]
7           pNameList.remove(pName)        # 已被叫过号的患者的挂号信息将从 pNameList
8   和 dNameList 列表中删除
9           dNameList.remove(dName)
10          return pName,roomID        # 返回患者姓名和其应去的诊室号
11
12  # 利用列表 pNameList 和 dNameList 存储患者挂号信息,两者等长,二者合起来
```

13　　可被理解为一个二维数组

14　　# 按挂号先后顺序存储的已挂号患者姓名

15　　pNameList = [' 患者 A',' 患者 B',' 患者 C']

16　　# 患者挂号的医生姓名,与 pNameList 列表的值一一对应

17　　dNameList = ['dr2','dr5','dr3']

18　　# 使用字典保存医生与诊室的对应关系

19　　rDict = {'dr2':'A001','dr3':'A002','dr5':'A003'}

20　　if len (pNameList)>0 :

21　　　　for i in range (len (pNameList)):

22　　　　　　inf = callSystem (pNameList [0])　# 调用 callSystem ( ) 函数,并以元祖

23　　形式得到函数返回的两个值

24　　　　　　print (" 请 {} 到 {} 诊室就诊。".format (inf [0],inf [1]))

运行结果如下。

请患者 A 到 A001 诊室就诊。

请患者 B 到 A003 诊室就诊。

请患者 C 到 A002 诊室就诊。

在以上代码中,callSystem ( ) 函数是自定义函数,该函数实现了根据患者的挂号信息,得出该患者应该去哪个诊室的功能,若要增加叫号,只需增加挂号信息,然后执行该函数即可。

在例 3.1 中,对于函数 callSystem ( ),参数 pName 为形参,用来接收实际参数的值。第 22 行代码在 for 循环中调用了 callSystem ( ) 函数。在调用函数时,函数名后面括号中的参数为实际参数(actual parameter,简称实参),例如,上述代码中调用 callSystem ( ) 函数时将患者挂号信息列表的 pNameList [0]元素作为实参。实参可以是具体的值、常量或表达式,若是表达式,则必须可被计算。

在进行函数定义时,应尽量保证一个函数只解决一个或一类具体问题,如果将一个复杂问题分解为多个子问题,则需对多个子问题分别设计函数。

3.3　函数的参数

为了更好地使用函数,在定义函数时,可以根据实际问题的需要设计一定数量的参数,以便函数可以对不同情况下的同类问题进行处理。Python 的参数传递非常灵活,常用的方式有位置参数、关键字参数、默认值参数和可变数量参数。

3.3.1　位置参数

位置参数是最常见的函数参数传递方式,它是按实参所处的位置依次对形参进行赋值的。如果函数的参数在两个或两个以上,调用函数中的各个实参的位置必须和函数定义中各个形

参的位置一一对应。

例 3.2 按位置进行参数传递。

```
def stu_info(name,gender):
    sdict = {}
    sdict['name']= name
    sdict['gender']= gender
    return sdict
```

函数运行后,在 IDLE 交互模式下的调用方式及运行结果如下。

```
>>> stu_info("Lucy","F")
{'name':'Lucy','gender':'F'}
```

如果调用函数的实参顺序与函数定义中形参顺序不一致,则会带来如下完全不同的结果。

```
>>> stu_info("F","Lucy")
{'name':'F','gender':'Lucy'}
```

3.3.2 关键字参数

关键字参数是指在调用函数的参数列表中用"形参=实参"的方式将实参值传入被调函数。对于例 3.2 也可以采用如下的调用方式,输出结果不变。

```
>>> stu_info(gender="F",name="'Lucy'")
{'name':"Lucy",'gender':'F'}
```

使用关键字参数进行参数传递,适用于函数有多个参数的情况,此时可以不必遵循每个参数的先后顺序。例如,对例 3.2 做出修改,增加出生日期、民族、出生地等信息。

例 3.3 按关键字进行参数传递。

```
1   def stu_info2(name,gender,birth,nation,birthplace):
2       sdict = {}
3       sdict['name']= name
4       sdict['gender']= gender
5       sdict['birth']= birth
6       sdict['nation']= nation
7       sdict['birthplace']= birthplace
8       return sdict
```

函数调用及运行结果如下。

```
>>>stu_info2(name="Lucy",birth="2001-3-27",gender="F",birthplace="Xi'an",nation="Han")
{'name':'Lucy','gender':'F','birth':'2001-3-27','nation':'Han','birthplace':"Xi'an"}
```

由例 3.3 可知,使用关键字参数进行参数传递时,一是可以很清晰地给出参数的值,有助于提高程序的可读性,二是关键字实参的顺序不必遵循函数定义中形参的顺序。

3.3.3　默认值参数

在定义某些函数时,如果参数能携带某个初始值,在调用该函数时可以省略该参数,这会给调用带来一些便利,这个初始值称为默认值。默认值参数也称可选参数,除此之外的参数称为必选参数,定义函数时必选参数在前,可选参数在后,且必须在定义函数中给可选参数赋初值。在调用定义有默认值参数的函数时可以不给出默认值参数,如果没有给出默认值参数的值,Python 会将该参数的默认值传入被调函数;如果调用函数中给出了默认值参数的值,则将该值传入被调函数。包含默认值参数的函数语法格式如下。

def 函数名(必选参数,可选参数 = 默认值):

　　函数体

例 3.4　求一个数的 *n* 次方。

```
1    def myPower(x, n = 2):          #n 为大于或等于 1 的自然数
2        s = 1
3        while n>0 :
4            n = n-1
5            s = s*x
6        return s
```

如果要计算一个数的平方,在调用该函数时可以不用给出第二个参数,函数调用及运行结果如下。

```
>>> myPower(2)
4
```

如果要计算一个数的 *n* 次方($n \geq 2$),则需要给出完整参数,例如,要计算 2 的 10 次方,函数调用及运行结果如下。

```
>>> myPower(2,10)
1024
```

3.3.4　可变数量参数

在 Python 语言中,除了可以定义固定数量的参数外,还可以定义可变数量参数,即参数的数量是不固定的。可变数量参数分为两种情况,一种是使用单星号(*)收集位置参数,另一种是使用双星号(**)收集关键字参数。

(1) 使用单星号收集位置参数:该类函数在调用时会将一组可变数量的参数收集到一个元组中,语法格式如下。

def 函数名(*args):

　　函数体

如果在函数定义中还包含有位置参数,则可变数量参数应位于位置参数之后。下面的示例说明了位置参数与可变数量参数之间的关系。

例 3.5 位置参数与可变数量参数。

```
1    def func1(a, *args):
2        print(a)
3        print(args)
```

函数调用及运行结果如下。

```
>>> func1(1,2,3,4,5)
1
(2,3,4,5)
```

在 func1() 函数定义中,第一个参数是位置参数,第二个参数是可变数量参数,因此,在调用函数 func1(1,2,3,4,5)中,除了第一个位置参数以外,后面的参数都被收集到了一个元组中。

下面的示例说明了使用单星号收集可变数量参数的具体用法。

例 3.6 求一组数的平方和。

```
1    def func2(*num):
2        s = 0
3        for item in num:
4            s += item**2
5        return s
```

函数调用及运行结果如下。

```
>>> func2(1,2,3,4,5)
55
```

需要注意的是,如果在调用函数中没有提供任何可供收集的参数,则会得到一个空元组。

(2) 使用双星号收集关键字参数:该类函数会将一组关键字参数收集到一个字典中,在调用函数时,实参采用键值对的方式。收集关键字参数的定义与收集位置参数的定义类似。

例 3.7 将以关键字方式提供的人体生理指标参数收集到一个字典中。

```
1    def func3(info, **kwargs):
2        print(info)
3        print(kwargs)
4    func3("体检信息:", TP = 79, ALB = 46, GLO = 30)
```

运行结果如下。

```
体检信息:
{'TP':79,'ALB':46,'GLO':30}
```

上例中,func3() 函数的第一个参数是位置参数,第二个参数是收集关键字参数,它的作用是收集一组没有被匹配的关键字参数到一个字典中。

需要注意的是,在函数定义中,如果形参列表中包含位置参数和可变数量参数,通常把带星号的参数放在最后。如果把带星号的参数放在前面,那么在调用函数时,后面的参数必须以关键字方式提供。

虽然 Python 语言允许在函数定义时同时使用位置参数、关键字参数、默认值参数和可变数量参数,但实际中一般不这么做,因为这样做会使得函数参数非常混乱,导致代码很难查错。如果一个函数必须设计很多参数,通常说明了该函数设计得不尽合理。一般而言,一个函数只需要解决一个问题即可,这样可以提高函数的内聚性。

3.4　函数的返回值

函数可以带返回值,也可以不带返回值。如果函数不需要返回值,可以不写 return 语句。如果希望函数执行后得到的结果继续参与后续运算,则应该使用 return 语句将函数执行结果返回。程序一旦执行到 return 语句,不论 return 语句后面还有没有函数体代码,执行流程都将退出函数体并将函数的执行结果返回到函数调用处。如果函数需要返回多个值,则多个返回值之间以逗号分隔。

例 3.8 使用 return 语句返回多个值。

```
1    def func4(a,b):
2        c = a + b
3        d = a*b
4        return c,d
5    result = func4(3,5)
6    print(result)
```

运行结果如下。

(8,15)

函数返回多个值时,多个返回值会被收集到一个元组中。另外,也可以使用多个变量来接收多个返回值,多个变量之间以英文的逗号分隔,且与返回值的个数一一对应。

例 3.9 使用多个变量接收多个返回值。

```
1    def func5(a,b):
2        c = a + b
3        d = a*b
4        return c,d
5    x,y = func5(3,5)
6    print("x = {},y = {}".format(x,y))
```

运行结果如下。

x = 8,y = 15

如果函数不包含 return 语句或 return 语句后没有跟返回值,此时,函数默认返回 None。如果函数需要返回值,应保证程序的每一种可能的执行路径都有一个 return 语句。

例 3.10 根据不同情况返回不同值。

```
1  def func6(x):
2      if x>0:
3          return 1
4      elif x<0:
5          return-1
6      else:
7          return 0
```

函数运行后,在 IDLE 交互模式下调用该函数及得到的结果如下。

```
>>> func6(3)
1
>>> func6(-3)
-1
>>> func6(0)
0
```

在例 3.10 中,func6( )函数根据不同实参的值返回了不同的结果。

综上所述,可以得出如下结论。

(1) return 语句用来返回函数的执行结果。

(2) return 可以返回 0 个值、1 个值或多个值。

(3) 如果 return 关键字后没有跟任何对象或函数不包含 return 语句,则函数返回 None。

3.5 函数的调用

函数定义只是生成函数对象,且函数定义必须在其第一次被调用之前进行,函数定义不会改变程序的执行流程,函数体只有在该函数被调用时才会执行。当程序调用一个函数时,执行流程会在函数调用处暂停执行,然后转到这个函数的函数体中,执行完函数体语句,执行流程再返回到函数调用处继续执行后面的语句。因此,函数体语句只有当该函数被调用时才会执行。

如果是带参数的函数调用,则使用调用函数中的实参替换函数定义中的形参,最终得出实参参与运算的结果。根据实际需要和函数功能的不同,常见的函数调用有以下三种方式。

1. 函数语句

如果只是让函数完成一定的操作,并不需要将函数的结果用作后续计算,就可以把函数调用单独作为一条语句。如 3.3.4 小节的例 3.7 中的 func3( )函数的调用:

func3("体检信息:",TP=79,ALB=46,GLO=30)

2. 函数表达式

如果需要将函数的执行结果返回到函数调用处继续参与后续表达式计算,则可以使用函数表达式的方式调用函数,此时可以使用变量接收函数的返回结果。如本章 3.3.3 小节的例 3.4 中的函数 myPower(x, n = 2),函数执行后将其返回结果乘以常数,再将结果赋给变量 y:

$$y = 2*myPower(2, 10)$$

3. 函数参数

函数的参数可以接收来自另外一个函数的返回值。例如,以下示例将 min( ) 函数返回的结果作为 max( ) 函数的实参参与运算:

$$x = max(2, 8, 9, 10, min(25, 15))$$

3.6 函数中变量的作用域

每一个变量都有其作用范围,变量可被访问的范围称为变量的作用域,超过这个范围是不能被访问的,不同作用域的变量互不影响。根据变量的作用域不同,变量分为局部变量和全局变量。

3.6.1 局部变量和全局变量

在函数体内定义的变量是局部变量,局部变量只能在函数体内使用,在函数体外无法访问,函数执行结束后存储局部变量的空间即被释放。形参也是局部变量。

在没有函数嵌套定义的情况下,在函数体外定义的变量是全局变量,可被当前程序文件中的所有对象访问,但要遵循先声明后使用的原则。不论局部变量还是全局变量,它的作用域都是从被定义的位置开始的,在此之前无法访问。

例 3.11 局部变量和全局变量的作用域示例。

```
1    def func8( ):
2        i, j = 4, 5
3        print("inner:i = {},j = {},k = {}".format(i, j, k))
4        i = 6
5        j = 7
6    i, j, k = 1, 2, 3
7    func8( )
8    print("outer:i = {},j = {},k = {}".format(i, j, k))
```

运行结果如下。

inner:i = 4, j = 5, k = 3

outer:i = 1, j = 2, k = 3

关于局部变量和全局变量,需要注意以下几点。

（1）局部变量会屏蔽掉与它同名的全局变量。在函数体内直接访问全局变量的值是没有问题的，如例3.11中的全局变量k，但是，Python的变量是赋值即定义，在函数体内一旦有赋值，则会新定义一个局部变量（包括形参），例如程序第2行给i和j进行了赋值，则相当于重新定义了局部变量i和j。这样就屏蔽掉了全局变量i和j，此时，在函数体内，全局变量i和j的值（1和2）就不能被直接访问了。

（2）在函数体内定义的变量是局部变量，且局部变量只在它的作用域内有效。例如在例3.11的输出结果中，第1行为局部变量i、j和全局变量k的值，第2行为全局变量i、j和k的值。全局变量不仅在其作用域内的函数体内有效，而且在其作用范围内的函数体外也有效，而局部变量只能在定义它的函数体内有效。

扩展阅读3.2：
Python 的垃圾
回收机制

（3）通常情况下，在函数体内不能直接修改全局变量的值（除非使用global语句，详见3.6.2小节）。例如，例3.11中的第3行和第5行，第2行相当于定义了局部变量i并赋值为4，第4行只是将局部变量i的值由4改为了6，并不能影响全局变量i的值。

（4）当函数执行结束后，该函数中的局部变量占用的内存会被自动释放。

3.6.2 global 语句

由上述内容可知，全局变量的值在函数体内可被直接访问，但是，通常情况下该值却无法在函数体内被修改。要在函数体内修改全局变量的值，就需要使用global语句，global语句以关键字global开头，后跟需要声明的变量。

例 3.12 在函数体内使用 global 语句声明全局变量。

```
1    def func9( ):
2        global x
3        x = 20
4        print("inner, x = {}, id = {}".format(x, id(x)))
5    x = 10
6    func9( )
7    print("outer, x = {}, id = {}".format(x, id(x)))
```

运行结果如下。

inner, x = 20, id = 140714933126000

outer, x = 20, id = 140714933126000

在例3.12中，若注释掉第2行，将得到如下结果。

inner, x = 20, id = 140714933126000

outer, x = 10, id = 140714933125680

关于global语句，需要注意以下几点。

（1）若要在函数体内部修改全局变量的值，则需要在函数体内部使用global关键字声明，若声明的变量名与全局变量名同名，则声明的变量为全局变量，即在函数体内部可以修改该变量的值。

(2) 在同一代码块中,global 语句中列出的变量名称不得在 global 语句之前使用。

通过 global 语句可以在函数体内对全局变量重新赋值或者定义新的全局变量。然而,随意地增加全局变量,会使得各个函数间的耦合度增强,降低程序的可读性,破坏代码的封装,增加程序的维护难度。因此,除非必要,应尽量避免在函数中随意使用 global 语句增加全局变量。在设计函数时,应将函数实现的功能局限在函数内部,函数之间传递数据大多通过函数调用或参数传递的方式显式体现,以提高函数的内聚度和可移植性。

3.6.3　嵌套函数中变量的作用域

在 Python 语言中,不仅允许函数的嵌套调用,还支持函数的嵌套定义。在一个函数体内定义另外一个函数称为函数的嵌套定义。

在 Python 语言中,根据变量所处位置的不同,变量的作用域分为以下四种情况。

局部作用域(local):即函数中定义的变量(如果是嵌套函数,则为最内层函数中定义的变量)。

父级函数的作用域(enclosing):即在嵌套函数中,最内层函数的父级函数的作用域,它的作用范围是它的函数体(包括嵌套函数),其作用范围大于局部作用域,但又不是全局作用域。

全局作用域(global):在模块(模块相关概念详见 3.9 节)层次中定义的变量具有全局作用域,其作用范围是整个模块。

内置作用域(built-in):系统内建对象中定义的变量或常量。

变量的作用域遵循 LEGB(取各类型变量的英文首字母)规则,它的优先级顺序可表示为:

$$L>E>G>B$$

即当程序需要访问某一个变量时,Python 会优先在本级作用域(local)内查找该变量,如果没找到,再往上一级作用域查找,以此类推,如果在内建对象中仍未找到该变量的定义,则 Python 会报错。

例 3.13 嵌套函数中变量的作用域。

```
1    r = 1        #Global
2    def outer( ):
3        r = 2        #Enclosing
4        def inner( ):
5            r = 3        #Local
6            print("The area of the circle is(Local):",r**2*3.14)
7        inner( )
8        print("The area of the circle is(Enclosing):",r**2*3.14)
9    outer( )
10   print("The area of the circle is(Global):",r**2*3.14)
```

运行结果如下。

The area of the circle is(Local):28.26

The area of the circle is(Enclosing):12.56

The area of the circle is(Global):3.14

由例 3.13 可知,对于同名变量 r,在计算圆的面积时会优先使用本级作用域中的 r。在 Python 语言中,如果同名变量处在不同的嵌套层级中,则不同作用域的变量代表不同的对象,程序执行时遵循上述 LEGB 规则。

3.7 lambda 函数

lambda 函数又称匿名函数,它只有一条语句,且不需要为它指定名称,lambda 函数适合定义一些较小的函数,它的一般语法格式如下。

lambda 形参列表:表达式

例 3.14 使用函数计算多项式 $\sum\limits_{n=1}^{1000} n + \sum\limits_{n=1}^{100} n^2 + \sum\limits_{n=1}^{10} n^3$ 的值。

通过观察上式可知,可编写函数求得通项 $\sum\limits_{n=1}^{m} n^k$ 的值,于是可以通过编写函数求该通项的值,代码如下。

```
1    sum1 = lambda m,k:sum([n**k for n in range(1,m + 1)])
2    s = sum1(1000,1)+ sum1(100,2)+ sum1(10,3)
3    print("s = {}".format(s))
```

运行结果如下。

s = 841875

以上函数的功能等价于下面的函数。

```
1    def sum2(m,k):
2        s0 = 0
3        for n in range(1,m + 1):
4            s0 = s0 + n**k
5        return s0
6    s = sum2(1000,1)+ sum2(100,2)+ sum2(10,3)
7    print("s = {}".format(s))
```

由例 3.14 可以看出,用 lambda 函数实现的功能,有时也可以用普通函数实现,但在该例中,使用 lambda 函数会使得程序更为清晰、简洁。

例 3.15 在一个字典中存放着学生姓名和成绩,请输出成绩大于或等于 80 分的学生的姓名和成绩,并对所有学生成绩进行降序输出。

分析:要对字典中的键值对按条件进行筛选,由于字典是一个可迭代对象,因此可以使用 Python 内置函数 filter(function,iterable)实现,参数 function 是一个用于条件判断的函数,可以使用 lambda 函数;参数 iterable 是一个可迭代对象,在此例中即为字典。filter( )函数会将 iterable 中的每一个元素传给 function,并由其进行判断,返回满足条件的元素组成的新对象。字典是无序的,如果要对字典进行排序,可使用 Python 内置函数 sorted(iterable,key = None, reverse = False),参数 iterable 是一个可迭代对象,参数 key 是用来比较的值,参数 reverse 指排序方式,reverse = False 表示升序(默认)。

代码如下。

```
1    dictStu = {'stu2':76,
2              'stu1':85,
3              'stu4':88,
4              'stu3':79,
5              'stu5':95}
6    print(list(filter(lambda s:s[1]>=80,dictStu.items())))
7    print(sorted(dictStu.items(),key=lambda s:s[1],reverse=True))
```

运行结果如下。

[('stu1',85), ('stu4',88), ('stu5',95)]

[('stu5',95), ('stu4',88), ('stu1',85), ('stu3',79), ('stu2',76)]

由此可见,像 filter( )、sorted( )等函数要求其参数是一个函数时,使用 lambda 函数作为其参数会给编程带来一些便利。

3.8　函数的递归

递归(recursion)是指在函数定义中直接或间接调用自身的方法。函数通过直接或间接调用自身的过程称为递归调用,包含递归调用的函数称为递归函数。

使用递归方法求解问题的过程可以分为以下三步。

(1) 回溯过程:是指根据缩小递归问题的递推关系式将原问题分解为子问题,若子问题不能直接求解则继续分解,直到将子问题分解到递归出口可以直接求解为止。

(2) 递归出口:或称递归的结束条件,一般是指该问题的最小子问题或可直接求解子问题,该子问题的结果需要在程序中通过条件语句直接给出。一个递归函数应该包含至少一个递归出口,并且应保证至少有一个递归出口能被执行到。

(3) 递推过程:是指根据最小子问题的结果逐步递推,递推的过程是求解一个个简单问题的过程,每一步递推结果即是一个中间结果,最终递推出原问题的结果。

需要注意的是能用递归方法解决的一类问题的特点:一是该类问题可被转化为与原问题解法相同且规模更小的问题;二是可以通过有限次的调用,直到最小子问题满足递归出口给出的条件时结束回溯过程,并根据该结束条件开始递归的递推过程,否则递归调用将无限次地执行下去,产生严重后果。

例 3.16 利用递归方法求 *n*!。

n! 用数学公式表示为:

$$n! = \begin{cases} 1 & n = 0, 1 \\ n(n-1)! & n > 1 \end{cases}$$

当 $n > 1$ 时,有递推关系式 $n! = n(n-1)!$,同样,$(n-1)! = (n-1)(n-2)!$,以此类推,当 $n = 0$ 或 $n = 1$ 时,$n! = 1$,这是该递归的出口。当 $n = 5$ 时,该阶乘的递归过程如图 3.1 所示。

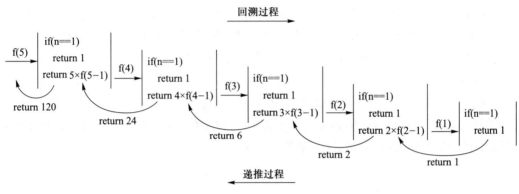

图 3.1 阶乘的递归过程

从图 3.1 可知,要求得 f(5) 的值,必须知道 f(4) 的值……要求得 f(2) 的值,必须知道 f(1) 的值,而 f(1) = 1,程序回溯到此后,接下来由 f(1) 的值逐步递推出 f(5) 的值。由此可见,使用递归函数求解问题时,通过递归调用先回溯到递归函数的出口,再由递归出口递推出最终结果。程序如下。

```
1    def f(n):
2        if n = = 1   or n==0 :
3            return  1
4        return n*f(n−1)
5    m = 5
6    print("{}! = {}".format(m,f(m)))
```

运行结果如下。

5! = 120

对于一个这样的数列:0,1,1,2,3,5,8,13,21,34,…,它从第 2 项开始(0 是第 0 项),每一项都等于前两项之和,它的递推关系式是 $f(n) = f(n-1) + f(n-2)$ $(f(0) = 0, f(1) = 1, n \geq 2, n \in N)$ 这就是斐波那契数列。以下使用函数求斐波那契数列中第 *n* 项的值。

例 3.17 求斐波那契数列第 *n* 项的值。

```
1    def fib(n):
```

2　　　　　if n＝＝1 or n＝＝2：

3　　　　　　　return 1

4　　　　　else：

5　　　　　　　return fib（n−1）+fib（n−2）

6　　　print（fib（7））

运行结果如下。

13

从例 3.17 可知,在函数 fib(n)的函数体中又调用了函数 fib(n)自身。由于 fib(2)=fib(1)+ fib(0)=1+0=1,即 fib(1)=1,fib(2)=1,因此,可找出“n＝＝1 or n＝＝2”是递归的结束条件。需要特别注意的是,在递归函数中,递归的结束条件必须写在调用自身之前,这样才能让程序在满足递归结束条件时结束递归过程,否则,递归会无法退出。

有些问题的求解可以采用递归思想实现,也可以采用其他方法实现,只需要根据递归结束条件和问题的递推关系式编程即可,而不需要考虑递归的具体实现细节。采用递归思想编程,会使程序简洁,且可读性较好,但如果递归深度太大,程序在时间和空间上的开销会逐渐增大,不过随着计算机硬件技术的发展,这一问题常被忽略。

3.9　包和模块

Python 语言非常流行的原因之一就是它有大量的各种各样功能的第三方模块可供引用。引用相关功能的模块开发程序,可使程序开发效率大大提高。

为了便于维护代码,也为了能将函数和变量共享,可以将相关功能的函数放在一起保存在一个 Python 文件中,形成可供其他 Python 文件引用的模块(module)。情况比较复杂时,一个相关功能的实现会涉及多个模块,Python 为了使模块的组织结构更加清晰及避免模块重名,通常会按目录组织模块,它是一个分层级的文件目录结构,通常由模块和子包,以及子包的子包组成,并且每个包目录中都必须包含有 __init__.py 文件,以便区别于普通文件夹,Python 将类似这样的文件目录结构称之为包(package),也就是说,包是一系列相关模块组成的集合。

通常一个模块就是以 .py 为扩展名的 Python 文件。将模块导入某个程序文件后可实现函数等对象的跨文件调用。使用模块开发应用程序,通常会使得程序简洁、易读、便于维护。模块一般分为以下三种。

（1）Python 标准库:是指与 Python 安装包一同发行的集成在 Python 解释器中的若干模块的总称,可以被理解为 Python 解释器的外部扩展。Python 标准库自带了很多模块,这些模块提供了日常编程中许多问题的标准解决方案。与使用内置函数不同,要使用标准库中的模块,必须先导入,后使用。

（2）第三方模块:是指需要单独安装的模块。Python 拥有非常丰富的第三方开源模块,一般以包的形式呈现,用户可以根据自己的需要在 Python 官网

扩展阅读 3.3：查询已安装的模块及函数

下载。

(3) 用户自定义模块：是指由用户自己编写的模块。任何一个 Python 文件都可以作为一个模块。

3.9.1 包的安装

Python 标准库中的模块是随 Python 解释器一起安装的，因此可以将其直接导入到当前程序文件中，而第三方模块是需要用户自行安装的，第三方模块大多以包的形式发布。pip 是主要的包管理工具。

在安装好 Python 解释器之后，如果需要安装第三方包，可通过在 Windows 命令行中执行 pip 命令来安装。通过 pip 命令安装包时不仅会自动下载并安装指定的包，而且该包的依赖项也会被一并安装，避免了安装不完整的问题。常用的 pip 命令及其说明如表 3.1 所示。

表 3.1　常用的 **pip** 命令及其说明

pip 命令	说明
pip install SomePackage［＝＝version］	安装指定的包，可指定具体版本号
pip install –U SomePackage［＝＝version］	升级已安装的包，或使用 pip install ––upgrade SomePackage［＝＝version］
pip download SomePackage［＝＝version］	下载指定的包，不安装
pip uninstall SomePackage［＝＝version］	卸载指定的包
pip list	列出已安装的包及其版本
pip list–o	查询可升级包
pip show SomePackage［＝＝version］	显示包的详细信息
pip check	用于验证已安装的包是否有兼容的依赖性问题

例如使用 pip 命令安装 numpy 包（numpy 是使用 Python 进行科学计算的基础软件包，主要包括强大的 N 维数组对象、线性代数和傅里叶变换等功能），在 Windows 命令行中输入如下命令：

pip install numpy

或使用如下命令安装指定的版本：

pip install numpy＝＝1.20.3

模块安装成功时会出现"Successfully installed……"的提示，此时，与 pyinstaller 相关联的包也会被一并安装。

使用 pip 命令安装包时，如果不指定版本，则安装最新版本，安装包的默认来源是 PyPi 网站，该网站发布了大量的第三方包，而且还在不断增加中。使用 pip 的默认源安装包，如出现超时导致无法安装时，可以使用以下方式指定国内镜像源。

pip install –i 指定镜像源的 URL 地址 SomePackage

常用的国内镜像源有清华大学、阿里云、中国科技大学等的镜像源。

读者也可以在 Windows 命令行下输入 pip,查看更多 pip 的帮助的信息。

3.9.2　模块的导入

Python 有着非常强大的第三方开源模块,常见的功能几乎都可以在第三方模块中找到相应的实现,程序员只需要将所需模块导入到当前程序文件,有的可以直接使用,有的稍加修改即可为当前程序所用,大大提高了程序的开发效率。模块在使用之前必须先导入,它的导入方式主要有 import 方式和 from 方式。

1. import 方式

若要将一个模块中的所有函数和类全部导入到当前程序文件中,可以使用 import 方式,语法如下。

import 模块名

使用 import 方式导入模块后,在调用该模块中的对象时,应使用"模块名. 对象名"的方式,"模块名"就是文件名中不包含扩展名".py"的部分。例如,使用 import 方式导入 Python 标准库中的 random 模块,使用其中的 random( )函数生成一个[0,1)上的随机数,示例如下。

>>> import random

>>> random.random( )

0. 9394184146680944

如果模块的名称很长,为了方便使用,可以为其指定一个简短的别名。

import 模块名 as 别名

在调用该模块中的对象时要使用已指定的别名(此时,原模块名已不可用),示例如下。

>>> import random as rd

>>> rd.random( )

0.4825703581270434

2. from 方式

如果要导入的是一个较大的模块,而实际只用到其中一两个对象,那么为了提高访问速度,就可以只将模块中需要的对象导入。只导入某个模块中的部分对象可以使用 from 方式。语法如下:

from 模块名 import 对象名

使用 from 方式仅导入指定的对象,例如,需要从一个非空序列中随机选择一个元素,可以使用 random 模块中的 choice( )函数,示例如下。

>>> from random import choice

>>> lst =[1,2,3,4,5]

>>> choice(lst)

5

上例使用 from 方式导入了 random 模块中的 choice( )函数,此时在使用该函数时就不用再加模块名了。如果该对象名较长,与 import 方式类似,也可以给该对象指定一个别名。

from 模块名 import 对象名 as 别名

此时,引用该模块中的对象时要使用别名引用。

可以使用下列方法将模块中的所有对象导入,例如:

from 模块名 import *

此时,模块中的所有对象(包括函数、变量名等)会被导入到当前 Python 文件中,但是,此方法可能会导致导入的模块中的对象与当前程序中的对象发生命名冲突,因此应该慎用。

通常将 import 语句或 from 语句放在 Python 文件的首行,按照 Python 语言编码规范,一般建议一条模块导入语句只导入一个模块,并且按照标准库、第三方模块和自定义模块的顺序导入。

3.10 实例:使用 turtle 模块绘制中国象棋棋盘

Python 内置的 turtle 模块是用来绘制图形的,本节将以绘制中国象棋棋盘为例讲解 turtle 模块中部分函数的用法。

3.10.1 turtle 模块简介

turtle 模块是 Python 的内置标准模块之一。它通过控制一只小海龟(为便于描述,以下统称为画笔)在坐标系中爬行,它爬行的轨迹就形成了图形。

turtle 绘图遵循如图 3.2 所示的角度坐标系,画笔的起始位置在画布的中心坐标原点,并且默认方向为 x 轴的正方向。

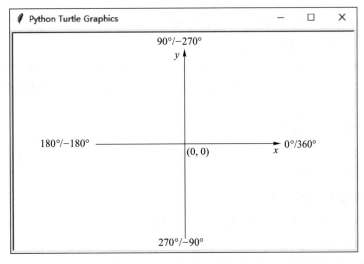

图 3.2 turtle 中的角度坐标系

turtle 模块包含丰富的函数,在调用前需要事先将其导入到当前程序文件中。以下将分类介绍 turtle 模块中的部分函数。

1. 画布控制类函数

(1) turtle.setup(width,height,startx,starty)

功能:设置主窗口(画布)的位置和大小。当没有使用 turtle.setup( )定义窗口参数时,turtle 返回一个默认大小的窗口。

参数 width、height 分别表示画布的宽、高,该值为整数时,表示像素,若为小数,则表示画布占整个屏幕的百分比。

参数 startx 和 starty 表示窗口边界与屏幕边界的距离。它们如果是正值,分别表示窗口的左边界与屏幕左侧的距离和窗口的上边界与屏幕顶部的距离;它们如果是负值,分别表示窗口右边界与屏幕右侧的距离和窗口下边界与屏幕底部的距离,均以像素为单位。若为(0,0),则表示画布的左上角与屏幕的左上角重合。若不明确指定这两个参数,则窗口默认在屏幕中心。如图 3.3 所示为窗口大小及其与屏幕的位置关系。

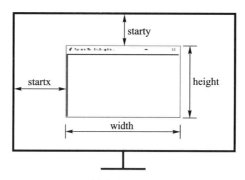

图 3.3　turtle.setup( )函数中窗口大小及其与屏幕的位置关系

(2) turtle.screensize(canvwidth,canvheight,bg)

功能:调整正在画的画布的大小。

参数 canvwidth 和 canvheight 分别表示画布的新宽度和新高度,以像素为单位。

参数 bg 表示新的背景色,可以是以 "#" 开头的 RGB 十六进制值或颜色字符串(colorstring),如 "#FDAD4A""red""pink" 等。

2. 设置画笔基本属性函数

以下函数主要用来设置画笔的当前状态。

(1) turtle.pensize(width)

功能:设置或返回画笔粗细。

参数 width 表示画笔的粗细,要求为一个正整数。

(2) turtle.pencolor(*args)

功能:设置或返回画笔的颜色。

参数 *args 表示该颜色值可以用颜色字符串表示,也可以是以"#"开头的 RGB 十六进制颜色值,或者是 r、g 和 b 的元组值。

例 3.18 分别使用颜色字符串、RGB 十六进制颜色值、(r,g,b)元组值表示颜色。

```
>>> from turtle import *
>>> pencolor('pink')
>>> pencolor('#AB12EF')
>>> pencolor(0.4,0.2,0.8)
>>> colormode(255)
>>> pencolor(40,80,120)
>>> pencolor()
(40.0,80.0,120.0)
```

RGB 色彩模式是计算机中常用的颜色体系之一,它采用 R(red)、G(green)和 B(blue)三色的叠加来获得人眼能感知的颜色。

在 Python 语言中,RGB 色彩模式可以采用元组(r,g,b)表示,r、g 和 b 的取值受 turtle 模块中的函数 colormode(cmode)的约束,参数 cmode 的取值只能为 1.0 或者 255。

colormode(1.0):1.0 为 comode 的默认值,表示 RGB 的小数模式,对应的 r、g 和 b 的取值范围均为[0,1.0]。

colormode(255):表示 RGB 的整数模式,此时,对应的 r、g 和 b 的取值范围均为[0,255],如例 3.18 中颜色的表示方法。部分 RGB 颜色对照表如表 3.2 所示。

表 3.2　部分 RGB 颜色对照表

颜色字符串	RGB 整数值	十六进制颜色值	中文名称
red	255,0,0	#FF0000	红色
green	0,255,0	#00FF00	绿色
blue	0,0,255	#0000FF	蓝色
yellow	255,255,0	#FFFF00	黄色
pink	255,192,203	#FFC0CB	粉色
gold	255,215,0	#FFD700	金色
seashell	255,245,238	#FFF5EE	海贝色
violet	238,130,238	#EE82EE	紫罗兰
white	255,255,255	#FFFFFF	白色
black	0,0,0	#000000	黑色

(3) turtle.speed(speed)

功能:返回或设置画笔的移动速度。

参数 speed 表示画笔的移动速度,该参数可以为[0,10]的整数,也可以为描述速度的字符串。

参数 speed 的取值从 1 到 10,画笔移动速度依次递增。如果输入的参数值大于 10 或者小于 0.5,则速度会被设置为 0,0 表示最快。

参数 speed 除了可以取整数值之外,也可以使用以下速度字符串(speedstring),并且速度字符串按以下方式映射到具体的速度值:

'fastest':0

'fast':10

'normal':6

'slow':3

'slowest':1

(4) turtle.hideturtle( )

功能:隐藏画笔箭头。隐藏画笔箭头可以加快绘画的速度。

该函数没有参数。类似地,显示画笔箭头可以使用 turtle.showturtle( )函数。

3. 画笔方向控制函数

(1) turtle.left(angle)

功能:在当前方向的基础上向左转 angle 角度。

别名:lt。例如 turtle.lt(90)与 turtle.left(90)等价,均表示将画笔方向在当前方向基础上左转 90°。

参数 angle 表示一个 integer 或者 float 类型的数,表示在当前方向基础上转过的角度。

(2) turtle.right(angle)

功能:在当前方向的基础上右转 angle 的角度。

别名:rt。

参数 angle 的含义同 turtle.left(angle)中的 angle。

(3) turtle.setheading(to_angle)

功能:将画笔的方向设置为 to_angle。

别名:seth。

参数 to_angle 表示设置当前朝向为 to_angle 角度,该方向为绝对角度,绝对角度以 x 轴的正方向为 0°。

由于 turtle.left( )与 turtle.right( )用法相同,因此,以下仅通过使用 turtle.right( )绘制一个五角星和使用 turtle.setheading( )绘制一个等边三角形来演示它们之间的区别。

例 3.19 使用 turtle.right( )函数绘制五角星。

```
1    import turtle as t
2    t.speed(1)
3    t.color('red','red')        #设置画笔颜色和填充颜色
4    t.begin_fill()              #开始填充
5    for i in range(5):          #绘制 5 条线连成一个五角星
```

6	t.forward（150）	# 五角星两个角之间的距离 150
7	t.right（144）	# 向右旋转 144°
8	t.end_fill（）	# 结束填充
9	t.hideturtle（）	# 隐藏画笔

以上代码的运行效果如图 3.4 所示。

在例 3.19 中，画笔在向右画出第一条线后，使用 right（）函数让画笔在当前方向上旋转 144°，再次调用 forward（）函数时，画笔会在当前方向绘制，画出 5 条等长线段后就可形成一个五角星。

例 3.20 使用 turtle.setheading（）函数绘制三角形。

1	import turtle as t	
2	t.speed（2）	
3	t.forward（150）	# 画出第 1 条边
4	t.setheading（120）	# 左转 120°
5	t.forward（150）	# 画出第 2 条边
6	t.setheading（240）	# 左转 240°
7	t.forward（150）	# 画出第 3 条边

以上代码的运行效果如图 3.5 所示。

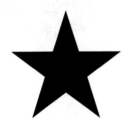

图 3.4　使用 right（）函数绘制五角星

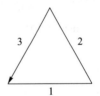

图 3.5　使用 setheading（）函数绘制三角形

通过观察上述代码可知，每次使用 setheading（）函数旋转画笔总是从 0° 开始，0° 为它的基准角度，也就是 x 轴的正方向。例如，上述代码在绘制三角形第 3 条边时，应该向左旋转 240°（或向右旋转 120°，t.setheading（–120））。与 setheading（）函数不同的是，使用 left（）或 right（）函数旋转画笔方向时，都是在当前方向的基础上旋转指定角度。

4. 画笔移动控制函数

此类函数主要用来控制画笔的抬起、落下与移动等。

（1）turtle.pendown（）

功能：落下画笔，此时移动画笔，画布上会留下画笔轨迹。

该函数没有参数，别名为 pd 或 down。

（2）turtle.penup（）

功能：抬起画笔，此时移动画笔，画布上不留画笔轨迹。

该函数没有参数,别名为 pu 或 up。

(3) turtle.forward(distance)

功能:将画笔沿当前方向移动 distance 距离。

别名:fd。

参数 distance 表示移动距离的像素值,可以是 integer 或者 float 类型。该值为正值时表示画笔沿当前方向正向移动,若为负值,则表示画笔沿当前方向的相反方向移动。

(4) turtle.backward(distance)

功能:将画笔沿当前方向的相反方向移动指定距离。

别名:back 或 bk。

参数 distance 表示移动距离的像素值,可以是 integer 或者 float 类型。该值为正值时表示画笔沿当前方向反向移动,若为负值,则表示画笔沿当前方向正向移动。

(5) turtle.circle(radius,extent,steps)

功能:根据半径 radius 画一个 extent 度数的弧度。

参数 radius 表示圆的半径。若 radius 为正数,则画笔按逆时针方向行进,默认的圆心位置在距画笔左侧 radius 距离处;若 radius 为负数,则画笔沿顺时针方向行进。

参数 extent 表示画笔移动的角度值。如果缺省 extent 参数,或者当 extent = 360 时,表示绘制一个半径为 radius 的圆;否则只绘制圆的一部分。

参数 steps 是一个整数,表示半径为 radius 的圆的内接正多边形的边数,如果给出该参数,则表示绘制一个半径为 radius 的圆的内接正 steps 边形。该参数缺省时,表示绘制一个圆。

例 3.21 使用 turtle.circle( )绘制半圆、圆及其内接正四边形。

```
1    import turtle as t
2    # 画半圆
3    t.penup( )
4    t.backward(200)
5    t.left(90)
6    t.pendown( )
7    # 绘制半圆、圆及其内接正四边形
8    t.circle(-100,180)    # 沿顺时针方向画一个半径为 100 像素的半圆
9    # 在半圆的右侧画圆及其内接正四边形
10   t.penup( )
11   t.setheading(0)
12   t.forward(200)
13   t.right(90)
14   t.forward(50)
15   t.setheading(0)
16   t.pendown( )
```

17   t.circle(100)   # 沿逆时针方向画一个半径为 100 像素的圆

18   t.circle(100,steps = 4)   # 沿逆时针方向画一个半径为 100 像素的圆的内接正四边形

(6) turtle.goto(x,y)

功能：移动画笔到指定坐标位置，但不改变画笔方向。如果此时画笔呈落下状态，则画布上会留下画笔的移动轨迹。

参数 x 和 y 表示 turtle 角度坐标系中的横坐标和纵坐标。

5. 其他函数

(1) turtle.fillcolor(*args)

功能：设置或返回填充色。

参数 *args 的含义同 turtle.pencolor(*args)中的参数 *args。

(2) turtle.color(*args)

功能：设置或返回画笔颜色和填充色，如果需要分别设置画笔颜色和填充色，则需要设置两个颜色，即 turtle.color(pencolor,fillcolor)。

例 3.22 使用不同方法绘制三角形、正方形和圆。

1   from turtle import*

2   #设置画布、画笔等对象的基本属性

3   setup(800,300)   # 设置一个 800*300 像素的位于屏幕中心的画布

4   pensize(3)   # 设置画笔的粗细为 3 像素

5   colormode(255)   # 设置 RGB 色彩模式为整数模式

6   #绘制三角形

7   penup()   # 抬起画笔

8   goto(-350,-80)   # 移动画笔到(-350,-80)处

9   pencolor(255,215,0)   #以元组(r,g,b)方式设置画笔的颜色为金色

10   fillcolor(255,215,0)   # 设置填充色为金色

11   pendown()   # 落下画笔

12   begin_fill()   # 开始填充

13   for i in range(1,4):

14   forward(173)

15   setheading(i*120)   # 下一次移动的角度是上一次的倍数

16   end_fill()

17   #绘制正方形

18   penup()

19   goto(-100,-80)

20   color('red')   # 使用颜色字符串设置画笔颜色及填充色为红色

21   right(45)   # 画笔向右转 45°

22   pendown()

83

23   begin_fill( )

24   circle(100, steps = 4) # 在一个半径为 100 的圆内绘制一个内接正四边形

25   end_fill( )

26   # 绘制圆

27   penup( )

28   goto(150, -80)

29   color('#FF0000', 'seashell')   # 使用十六进制颜色值设置画笔颜色为红色,填充色

30   为海贝色

31   pendown( )

32   begin_fill( )

33   circle(100)   #绘制一个半径为 100 像素的圆

34   end_fill( )

35   hideturtle( )   # 隐藏画笔箭头

36   done( )   # 结束 turtle

程序运行结果如图 3.6 所示。

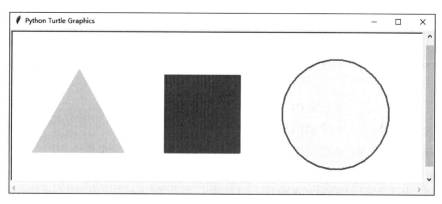

扩展阅读 3.4：例 3.22 的其他实现方法

图 3.6   使用不同方法绘制三角形、正方形和圆并填充它们的颜色

本例演示了 turtle.pencolor( )、turtle.fillcolor( )和 turtle.color( )之间的区别,并且使用了不同的方法设置画笔颜色和填充色。

turtle 模块还有一些其他函数和方法,读者可以参阅相关资料,此处不再赘述。

3.10.2 绘制中国象棋棋盘

中国象棋是我国一种古老的棋戏,它的趣味性很强,距今已有约两千年的历史,中国的棋文化是中华民族的文化瑰宝,象棋属于我国国家级非物质文化遗产。中国象棋的棋盘由 10 条横线和 9 条竖线交叉组成,棋子摆在交叉点上,棋盘中第 5、6 条横线之间的空白区域称为“河界”,两端中间部分的“米”字型区域称为“九宫”,中国象棋棋盘及棋子布局如图 3.7 所示。

中国象棋棋盘内部有"九宫"交叉线,兵位、炮位符号和"河界"内的文字。在实际绘制时,可以将棋盘绘制问题分解为若干子问题,解决了这些子问题,最终即可完成整个棋盘的绘制。棋盘绘制任务按步骤分解的子问题如下。

(1) 确定棋盘在画布中的位置;

(2) 绘制棋盘横线;

(3) 绘制棋盘竖线;

(4) 绘制"九宫"交叉线;

(5) 绘制兵位、炮位;

(6) 输出"河界"内的文字;

(7) 绘制外框。

以下将按步骤讲解每一个子问题的解决方法。

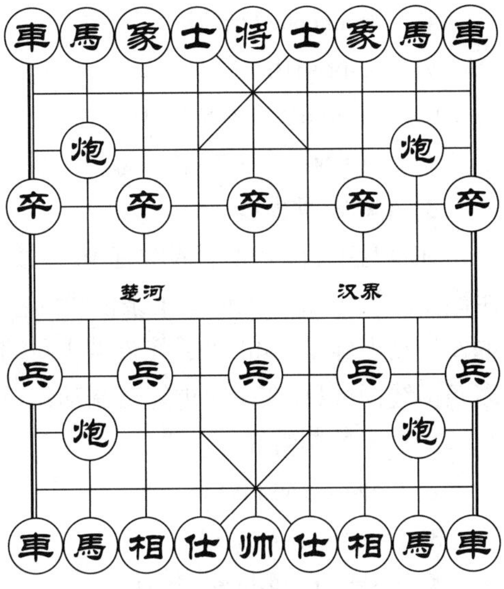

图 3.7 中国象棋棋盘及棋子布局

1. 确定棋盘在画布中的位置

为了便于绘制,首先需要确定棋盘在画布中的位置。由于棋盘是一个很规则的图形,因此,可以将画布的原点设为棋盘中如图 3.8 所示的位置,即将该点的坐标设为(0,0)。由于棋盘中各线条之间是等距的,因此,确定了棋盘中某一点的坐标后,就可以根据这一点的坐标确定其他点的坐标。

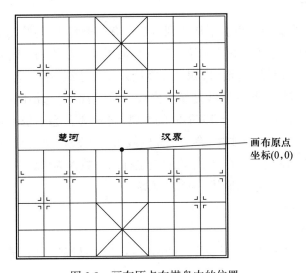

图 3.8 画布原点在棋盘中的位置

在开始绘制前,先导入 turtle 模块,然后对画布及画笔做一些基本的属性设置。代码如下。

```
1    import turtle as t
2    #初始化画笔属性
3    t.pensize(1)
```

```
4       t.pencolor('red')
5       t.speed(6)
6       t.setup(0.8,0.8,0,0)
7       d=60      #棋盘中每两条线的间隔
```

2. 绘制棋盘横线

在棋盘中,自上而下依次有 10 条横线,相对于图 3.8 中的原点位置,若将每个方格间隔的距离定义为 d,那么上面第 1 条横线的左端点坐标应为(−4d,5d),长度为 8d,同理,第 2 条横线的左端点坐标是(−4d,4d),其余横线左端点坐标依此类推,每条横线长度相等。由于棋盘中有多条横线,所以存在多次重复绘制动作,因此,可将该绘制动作定义为如下的函数。

```
1       #绘制横线
2       def drawLineT(x,y):
3           t.penup()
4           t.goto(x*d,y*d)
5           t.pendown()
6           t.forward(2*abs(x)*d)
```

棋盘中任意两条线的间距受全局变量 d 控制,任意两条线的距离实际上是 d 的倍数,因此,在绘制第 1 条横线时,只需将横线左端点的坐标系数(−4.5)作为实参传入,其余类似处理。因此,画线的过程就成了调用函数的过程,若要绘制其他横线,只需修改调用函数中的实参即可。

3. 绘制棋盘竖线

竖线的绘制与横线类似。棋盘中从左到右依次有 9 条竖线,与绘制横线不同的是,除左、右两条边界竖线外,棋盘内部 7 条竖线需要"飞跃"河界,因此,绘制竖线分两部分。画笔从 5d 的位置向下移动,到达"河界"边沿时,如果该竖线是棋盘边线,则画笔继续向下移动 5d 的距离,完成整条竖线的绘制;如果该竖线是棋盘内线,到达"河界"边沿时,画笔需抬起,"飞跃"距离 d 后再落下,然后画笔继续向下移动 4d 的距离,完成整条竖线的绘制。

通过以上分析可知,绘制竖线时,除了棋盘内线需要"飞跃"河界外,每条线变化的只是起点位置不同,因此,与绘制横线一样,仍然将起点坐标的系数作为函数的参数。函数定义如下。

```
1       #绘制竖线,除边线外,竖线"飞跃"河界
2       def drawLineV(x,y):
3           t.penup()
4           t.goto(x*d,y*d)   #根据传入的参数不同,移动画笔到不同的位置
5           t.pendown()
6           t.forward(4*d)    #前进 4d 的距离,到达"河界"边沿
7           t.penup()
8           if x==−4 or x==4:     #通过 x 轴坐标判断竖线是否属于左右边线,若是,则
9       继续前进 5d 距离
10          t.pendown()
```

```
11              t.forward(5*d)
12      else:              # 否则,"飞跃"距离 d 后再落下画笔,然后前进 4d 距离
13              t.forward(d)
14              t.pendown()
15              t.forward(4*d)
```

竖线的绘制过程同样是调用函数的过程,根据每条竖线的起点坐标不同,传入不同的坐标系数给函数 drawLineV(x,y)即可。

4. 绘制"九宫"交叉线

"九宫"里面的斜线为"士"的行进路线,在"九宫"的九个交叉点上,只需给出对角线上两点坐标就可以将它们连接起来。因此,在设计函数时,可以用 4 个参数将起点与终点的坐标值同时传入。函数定义如下。

```
1      #绘制"九宫"交叉线
2      def rawDiagonal(x1,y1,x2,y2):
3              t.penup()
4              t.goto(x1*d,y1*d)          #将画笔移动到起点位置
5              t.pendown()
6              t.goto(x2*d,y2*d)          #画笔落下时,移动画笔到另一点,绘制出交叉线
```

在调用函数 drawDiagonal(x1,y1,x2,y2)时,只需要将起点坐标系数(x1,y1)与终点坐标系数(x2,y2)传入该函数即可。

5. 绘制兵位、炮位

每个兵位、炮位由分布在十字交叉线的左上、左下和右上、右下的四个直角折线组成,为了统一,规定直角折线按照先左右、再上下的顺序进行绘制。如图 3.9 所示。

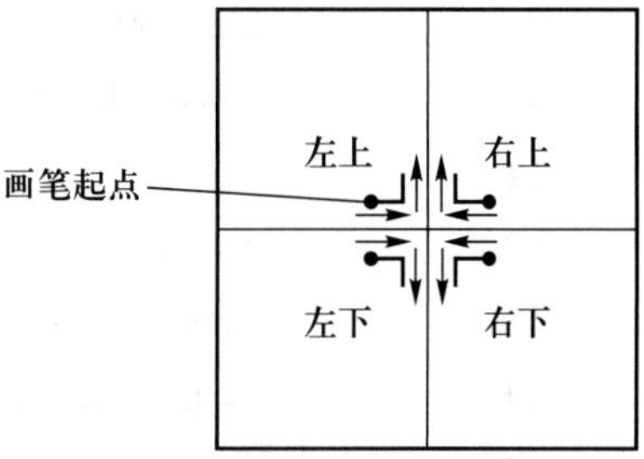

每个兵位、炮位直角折线的位置均取决于交叉点的坐标,由于每次都需要移动画笔到兵位(或炮位)的左上位置的起始点后再进行绘制(见图 3.9),因此,可将绘制兵位(或炮位)子问题再次拆分为以下两个子问题。

图 3.9　兵位、炮位的线条绘制顺序

(1) 将画笔移动到直角折线的绘制起点

由于每个兵位(或炮位)的直角折线与该兵位(或炮位)的交叉点坐标所在棋盘线的垂直距离相等,因此,可根据兵位(或炮位)的坐标与直角折线相对于该坐标所在棋盘线的垂直距离来确定画笔的起始点。移动画笔是个重复性的动作,因此将该动作设计成一个函数,函数定义如下。

```
1      #移动画笔到指定位置并落下画笔
2      def moveLocaion(x,y,offsetx,offsety):
3              #x、y 为目标点坐标,offsetx、offsety 为相对于目标点的偏移量
4              if t.isdown()==True:    #判断画笔是否落下
```

```
5          t.penup( )
6          t.goto(x*d + offsetx, y*d + offsety)
7          t.pendown( )
```

（2）绘制直角折线

移动画笔至起始点后，接下来就要绘制直角折线了。棋盘中共有 10 个兵位，4 个炮位，除第 1、9 条竖线上的兵位外，其余兵位（或炮位）的直角折线分布在其交叉点的左上、左下和右上、右下四个方位，这些兵位（或炮位）的 4 个直角折线需分别画出，第 1、9 条竖线上的兵位只需要画出单侧直角折线。

为统一起见，在绘制每个直角折线前通过调用函数 moveLocaion(x, y, offsetx, offsety) 可将画笔移动到如图 3.9 所示的画笔起点位置，此时，需要指定该起始点距最近棋盘线的垂直距离，于是定义全局变量 d2 并初始化，表示每个直角折线与平行于它的棋盘线的最短距离。函数定义如下。

```
1    d2 = 8    # 兵位、炮位直角折线与当前交叉点所在棋盘线的最短距离
2    # 绘制兵位、炮位，移动规则是先左右，后上下
3    def locationSA(x, y):
4        if x in [-2, 0, 2, 4, -3, 3]:    # 如果不是最左边的竖线，则画左上和左下的直角折线
5            # 左上
6            moveLocaion(x, y, -d2*2, d2)            #x, y 是兵位（或炮位）交叉点坐标
7            t.setheading(0)
8            t.forward(d2)
9            t.left(90)
10           t.forward(d2)
11
12           # 左下
13           moveLocaion(x, y, -d2*2, -d2)
14           t.setheading(0)
15           t.pendown( )
16           t.forward(d2)
17           t.right(90)
18           t.forward(d2)
19       if x in [-4, -2, 0, 2, -3, 3]:    # 如果不是最右边的竖线，则画右上和右下的直角折线
20           # 右上
21           moveLocaion(x, y, 2*d2, d2)
22           t.setheading(180)
23           t.forward(d2)
24           t.right(90)
```

25	t.forward(d2)
26	
27	#右下
28	moveLocaion(x,y,2*d2,-d2)
29	t.setheading(180)
30	t.forward(d2)
31	t.left(90)
32	t.forward(d2)

6. 输出"河界"内的文字

在"河界"的空白区域输出文字。直接使用 turtle 模块的 write() 函数输出需要的文字并设置字体样式，函数定义如下。

```
# 输出文字
def drawWords(str1):
t.write(str1,align = 'center',font =(' 隶书 ',22,'normal'))
```

7. 绘制外框

绘制外框时，同样需要调用自定义函数 moveLocaion()，将画笔定位在合适的位置，并重新定义画笔粗细，最后绘出一个围绕在棋盘边线之外的边框。函数定义如下。

```
1    # 根据顶点坐标绘制棋盘外框
2    def drawBoder(x,y):
3        moveLocaion(x,y,-5,5)   # 与棋盘外边线偏离 5 像素
4        t.pensize(3)
5        t.setheading(0)
6        t.forward(8*d + 10)
7        t.right(90)
8        t.forward(9*d + 10)
9        t.right(90)
10       t.forward(8*d + 10)
11       t.right(90)
12       t.forward(9*d + 10)
```

至此，绘制棋盘所需的所有函数定义完毕，接下来就是绘制棋盘的过程，绘制过程实际上就是调用一个个功能函数的过程，也就是程序的控制流程。需要说明的是，程序的主要控制流程都写在了自定义函数 main() 中，最后再调用 main() 函数，即将该函数作为整个程序的执行入口。main() 函数代码如下。

```
1    def main():
2        # 自上而下绘制棋盘横线
3        drawLineT(-4,5)
```

4	drawLineT(-4,4)
5	drawLineT(-4,3)
6	drawLineT(-4,2)
7	drawLineT(-4,1)
8	drawLineT(-4,0)
9	drawLineT(-4,-1)
10	drawLineT(-4,-2)
11	drawLineT(-4,-3)
12	drawLineT(-4,-4)
13	# 自左向右绘制棋盘竖线
14	t.right(90)
15	drawLineV(-4,5)
16	drawLineV(-3,5)
17	drawLineV(-2,5)
18	drawLineV(-1,5)
19	drawLineV(0,5)
20	drawLineV(1,5)
21	drawLineV(2,5)
22	drawLineV(3,5)
23	drawLineV(4,5)
24	#绘制士的行进路线
25	drawDiagonal(-1,-4,1,-2)
26	drawDiagonal(-1,-2,1,-4)
27	drawDiagonal(-1,5,1,3)
28	drawDiagonal(-1,3,1,5)
29	#输出文字
30	moveLocaion(-2,1/4,0,0)
31	drawWords(" 楚河 ")
32	moveLocaion(2,1/4,0,0)
33	drawWords(" 汉界 ")
34	#绘制兵位
35	locationSA(-4,-1)

```
36          locationSA(-2,-1)
37          locationSA(0,-1)
38          locationSA(2,-1)
39          locationSA(4,-1)

40          locationSA(-4,2)
41          locationSA(-2,2)
42          locationSA(0,2)
43          locationSA(2,2)
44          locationSA(4,2)

45          #绘制炮位
46          locationSA(-3,-2)
47          locationSA(3,-2)

48          locationSA(-3,3)
49          locationSA(3,3)

50          #绘制外框
51          drawBoder(-4,5)

52          #隐藏箭头
53          t.hideturtle()
54          t.done()

55      if __name__ == "__main__":
56          main()
```

扩展阅读3.5：
Python的内置
变量 __name__

3.11 本章小结

　　本章首先介绍了函数的定义、函数的参数、函数的返回值、函数的调用、函数中变量的作用域、lambda 函数、递归、包和模块等,通过这些基础理论的学习,读者应掌握函数的基本使用方法。然后通过使用 turtle 模块绘制中国象棋棋盘这一实例,使读者不仅能熟悉该模块中函数的功能,更可举一反三,掌握模块的基本使用方法,为将来能够顺利使用其他模块打下基础,达到触类旁通的目的。

91

通过 3.10.2 小节的介绍,读者容易发现绘制棋盘的各种"动作"都被定义在了各个函数中,而具体绘制过程则是一条条函数调用语句,这种程序设计方法使得程序变得简洁,且易于维护,也使得程序开发变得高效,读者应重点体会这种程序设计方法。

3.12　实训与拓展

通过编程,实现为图 3.8 所示的棋盘"摆上"棋子,输出效果如图 3.7 所示。

提示:中国象棋棋子共 32 个,由红方和绿方的各 16 个棋子组成,并摆放在棋盘的对应交叉点上,摆放效果如图 3.7 所示。可先将整个任务按步骤分解。

第一步:绘制中国象棋棋盘。

第二步:绘制棋子。

绘制棋子包括绘制棋子外框、填充棋子颜色和输出棋子上的文字。可以利用棋盘绘制实例中设计的画笔移动函数,移动画笔至指定位置后绘制棋子、填充棋子颜色并输出棋子上的文字,然后移动画笔到下一个棋子位置重复前述操作即可。

需要注意的是,由于棋子分红方和绿方,因此在绘制完一方棋子后需要改变画笔颜色再绘制另一方棋子。

3.13　习题

1. 水仙花数是指一个 3 位数,它的每一位数字的 3 次幂之和等于它本身。编写函数,实现求指定范围内的水仙花数的功能。

2. 编写自定义函数 myMax( ),求出所给的一组数的最大值。

3. 简述递归和循环的区别,并举例说明。要实现递归,需具备什么条件? 请举例说明。

4. 编写函数,求 $\sum\limits_{i=3}^{100} C_{100}^i 0.02^i 0.98^{100-i} + \sum\limits_{i=4}^{50} C_{50}^i 0.01^i 0.99^{50-i}$ 的值。

5. 简述模块化程序设计的重要意义。

6. 尝试将"实训与拓展"中的所有函数封装在一个名为 chess.py 的模块文件中,导入该模块并调用该模块中的函数,实现绘制棋盘与"摆"棋子的功能。

第 **4** 章

数据的格式化管理和文件

到目前为止,用户编写的程序在每次运行时都需要重新输入数据,因为内存中的数据(由变量引用的)在退出程序后就会消失。如果一个程序想要在运行结束时保留数据,就必须保存数据,使得数据不依赖于处理它的程序,比较常见的方法是将数据保存在文件中。

计算机文件是存储在外部介质(硬盘、U 盘、光盘等)上的数据集合,通常可长久保存,不依赖于创建和使用它们的程序,而对于文件中的数据,程序可以在任何时候使用和处理,不存在数据丢失的问题。

程序想要操作文件中的数据,须先把它们载入内存,转变为程序可操作的数据对象后,通过变量记录、使用,处理完成后,再把处理结果以特定的数据形式存入文件。从文件的输入输出角度来说,数据从文件载入内存的过程称为输入,数据由内存保存到文件的过程称为输出,由此可知文件的输入和输出是相对于内存而言的。从文件的读写角度来说,数据从文件到内存(输入)的操作称为读文件,数据从内存到文件(输出)的操作称为写文件。

4.1 文件相关基本概念

4.1.1 文件类型

按照文件的编码方式,可将文件分为两种类型——文本文件和二进制文件。Python 既可以处理文本文件,也可以处理二进制文件。文本文件是基于字符编码的,其内容就是字符,如 Windows 系统下的记事本文件,Python 文件等。Python 根据字符对应的编码方式,如 ANSI、Unicode 和 UTF-8 等,指定解码方式,解码后可直接使用文本编辑软件(如 Windows 记事本)查看。二进制文件是基于值编码的,其内容不能直接阅读或查看,例如图像、视音频文件等,Python 在处理二进制文件时,直接对其值进行处理,中间不需要编解码,如图 4.1 所示。本章将重点介绍 Python 对文本文件的操作。

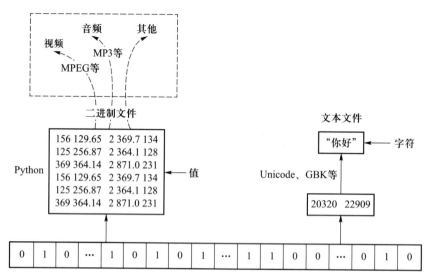

图 4.1 Python 对文本文件和二进制文件的处理

4.1.2 文件的访问方式

大多数程序语言在读取文件时有两种方式:顺序读取和随机读取。当采用顺序读取方式访问文件时,总是从文件的第一个字符开始,依次按顺序进行读取,例如,要读取文件的最后一个字符,必须先读取它前面的所有字符。当采用文件的随机读取方式访问文件时,可以直接读取文件中任意位置的字符,而无须读取之前的字符。

Python 一般按照顺序的方式读取文件中的数据,而通过一些模块和方法实现文件数据的随机存取,如可以利用 linecache 模块读取文件中的指定行。

扩展阅读4.1 :
linecache 模块

4.2 文件的基本操作概述

文件的基本操作共有三步:打开文件,读/写文件,关闭文件。文件必须在打开之后才能对其进行操作,并且在操作结束之后,须将其关闭,这三步的顺序不能打乱,其实现都需要借助对应的函数。

- 文件的打开:使用 open 函数,该函数会返回一个文件对象。
- 文件的读/写:文件的读操作可使用 read、readline 以及 readlines 函数实现;文件的写操作,可使用 write 函数实现。
- 文件的关闭:使用 close 函数。

4.2.1 文件的打开和关闭

操作文件之前,首先需要创建或者打开指定的文件,可通过 Python 的内置函数 open 来实现,其语法格式及解释如下。

file = open(file_name, mode = 'r', encoding = None)

file:创建的文件对象,程序通过该文件对象对文件的内容进行操作。

file_name:要创建或打开的文件路径(目录),是一个字符串对象。

mode:可选,用于指定创建或打开文件的模式,默认值是 'r',其他常见模式见表 4.1。

encoding:可选参数,打开文本文件时所使用的编码方式。

表 4.1　创建或打开文件的常见模式

模式	描述
t	文本模式(默认)
b	二进制模式
r	默认模式,以只读模式打开文件,此时文件的指针位于文件的开头
w	打开一个文件只用于写入。如果该文件已存在,文件指针将位于文件的开头,即打开文件后从头开始编辑,文件原有内容会被删除;如果该文件不存在,则创建新文件
a	打开一个文件用于写入追加内容。如果该文件已存在,文件指针将位于文件的结尾,即新的内容将会被写入到已有内容之后;如果该文件不存在,则创建新文件进行写入
+	打开一个文件进行更新(读写操作均可进行)
r+	打开一个文件用于读写。若先读后写,则写入内容在原有文本后添加;若先写后读,则文件指针将位于写完的末尾
w+	打开一个文件用于读写。为先写后读
a+	打开一个文件用于读写

注:表中涉及文件指针的相关内容将在文件定位部分详细讲解。

默认情况下,文件在文本模式(t)下被打开,读取和写入的都是字符串,并以一定的编码方式保存在文件中。如果文件在二进制模式(b)下被打开,读取和写入的是字节形式的数据对象,如图像和视音频文件等。

例如,利用以下语句可以以二进制模式打开当前目录中的 programming.txt 文件,用户可以对该文件进行读写操作。

>>>f = open('programming.txt', 'ab + ')

该语句创建文件对象 f 后,f 就与 programming.txt 建立了关联,用"ab +"模式将使写入文件的内容以二进制形式追加在文件的末尾。如果把打开模式改为"wb +",即文件以写入二进制的模式被打开,写入的文件内容会覆盖文件原有的内容。

打开文件时,还需要注意以下 2 个问题。

(1) open 函数的 file_name 参数是指要创建或打开文件的路径,包括以下 3 种情况。

① 文件在当前目录(目录即文件夹),如图 4.2 所示,即要创建或打开的文件(file_name.txt)与程序文件(file_name.py)在同一个目录下,这时 file_name 参数的值就是文件名。

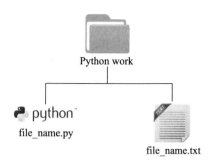

图 4.2　文件在当前目录

>>>f = open('file_name.txt')。

该语句以只读方式打开当前目录下的文本文件 file_name.txt。

② 文件在当前目录的某个子目录下,如图 4.3,即要创建或打开的文件(file_name.txt)在程序文件(file_name.py)所在目录(Python work)的一个子目录下(txt_files),这时 file_name 参数的格式为"子目录 /文件名",即先写子目录,再写文件名,二者之间用"/"字符分隔,利用这种描述方式可以写任意多层子目录。

>>>f = open("text_files/file_name.txt")

该语句打开了程序文件所在目录(Python work)的子目录(text_files)下的 file_name.txt 文件。

以上两种情况在描述 file_name 参数时,基点是当前目录(程序文件所在的目录),即相对于当前目录描述要创建或打开的文件在哪里,这种描述文件路径的方式被称为相对路径描述。

③ 需要完整描述文件所在的目录,即不用考虑程序文件所在目录,这时 file_name 参数的格式通常从盘符(文件所在的盘的符号)开始,如图 4.4,通过逐层目录指明目标文件的位置。例如:

>>>f=open("D:/other_files/text_files/file_name.txt")

该语句打开了 D 盘中 other_files 目录下的 text_files 目录中的 file_name.txt 文件。这种从盘符开始完整描述文件路径的方式被称为绝对路径描述。

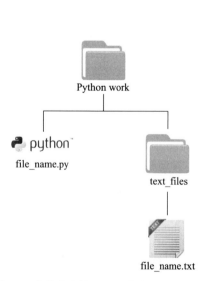

图 4.3　文件在当前目录的某个子目录下

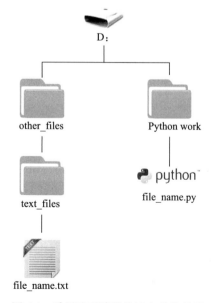

图 4.4　采用绝对路径描述文件的目录

需要注意的是,一些操作系统用"/"作为路径分隔符,一些操作系统用反斜杠"\"作为路径分隔符,由于字符串中的反斜杠"\"具有转义功能,所以当采用反斜杠作为路径分隔符时,须在字符串前加前缀 r,表示字符串不转义,采用原始字符串,例如"r'D:other_files\text_files\programming.txt'"表示 programming.txt 文件的绝对路径。无论是什么操作系统,Python 中的路径分隔符统一采用"/"符号,因为 Python 解释器能屏蔽操作系统的差异。

虽然使用绝对路径可读取计算机中的任何文件,但是绝对路径通常比相对路径长,而且不利于程序的共享查看等,因此推荐使用相对路径,即将数据文件存储在程序文件所在的目录,或是将其存储在程序文件所在目录下的子目录中。本章示例中的所有数据文件都存储在程序文件所在的目录,即当前目录。

(2) 文本文件的编解码:读写文本文件时采用的都是系统默认的文本编码方式,可以通过 locale.getpreferredencoding( )查询,如图 4.5 所示(注:CP936 其实就是 GBK,即汉字国际扩展码,IBM 在发明 Code Page 的时候将 GBK 放在第 936 页,所以叫 CP936),而用户可以通过 encoding 为函数 open 提供一个可选的解码参数(encoding 参数是用于解码或编码文件的编码名称),一般情况下,建议将 encoding 参数的值设置为 UTF-8。

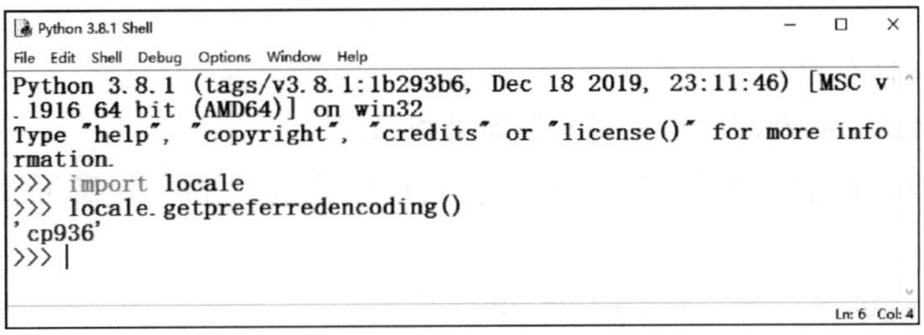

图 4.5 查询系统默认的文本编码方式

4.2.2 文件的关闭

当处理完一个文件后,必须将其关闭。关闭文件的语法格式如下:

file.close( )

函数 close 用于关闭一个已打开的文件,允许调用多次。关闭后的文件对象不能再进行读写操作,否则会触发 ValueError 错误。使用函数 close 关闭文件是一个好习惯,但是若忘记关闭文件,可能会导致数据丢失或受损。为了解决这个问题,可利用关键字 with 打开文件,利用关键字 with 的好处是当程序执行到 with 语句块外后,文件将自动关闭。

例 4.1 用关键字 with 打开文件。

```
with open('programming.txt',encoding = 'utf-8')as f:
    for line in f:
        print(line)
```

本例利用关键字 with 打开文件 programming.txt,并创建了文件对象 f,在通过文件对象 f 对文件进行读写操作时,不用担心文件是否关闭。

4.2.3　文件的定位

函数 open 在打开文件并读取文件内容时,总是从文件头开始读起,利用移动文件指针位置的方法可以指定文件的读取位置。文件指针用于标明文件读写的起始位置,如图 4.6 所示,读指针用来记录文件当前的读取位置,写指针用来记录文件当前的写入位置。

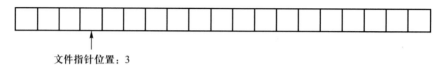

文件指针位置:3

图 4.6　文件指针概念示意图

文件对象的 tell 函数用于获取文件指针当前所处的位置,seek 函数用于移动文件指针到指定位置,配合文件的 read 函数和 write 函数,就可以读取文件指定位置的数据,或向文件的指定位置写入数据。

1. tell 函数

tell 函数的基本语法格式如下:

file.tell( )

其中 file 为文件对象。

例 4.2 利用 tell 函数获取文件指针当前所处位置。

programming.txt 文件的内容是 "Python 编程真有意思",利用 tell 函数可以获取文件指针的当前位置。

```
f = open("programming.txt", encoding = 'utf-8')
print(f.tell( ))      # 打印输出文件指针的当前位置
print(f.read(4))       # 读取 4 个字节的内容
print(f.tell( ))       # 打印输出文件指针的当前位置
f.close( )
```

输出结果为:

0

Pyth

4

从本例可以看出,当使用函数 open 打开文件时,文件指针的起始位置为 0,表示指针位于文件的开头处,当使用 read 函数读取 4 个字符之后,文件指针同时向后移动了 4 个字符的位置,说明当程序使用文件对象读写数据时,读写多少个单位的数据,文件指针就自动向后移动多少个单位。

2. seek 函数

seek 函数用于移动文件指针到指定位置。其语法格式如下:

file.seek(偏移值,起始位置)

其中,偏移值代表需要移动的字节,偏移值为正,表示指针向文件尾部的方向移动,偏移值为负,表示指针向文件头部的方向移动。

起始位置,可选,默认值为0,代表从文件开头开始算起,1代表从当前位置开始算起,2代表从文件末尾算起。

例 4.3 利用 seek 函数移动文件读取指针到指定位置。

f = open("programming.txt","w + ")

f.write("Python 编程真有意思")　　#write 函数用来向文件写入数据

f.seek(2)　　# 将文件指针向后移动 2 个字节

print(f.read(4))

f.close()

输出结果为:

thon

本例以文本模式、可读可写的方式创建文本文件 programming.txt,并向该文件中写入了 6 个英文字符和 6 个中文字符。通过 seek 函数将指针从文件头向后移动两个字节,由于英文字符 1 个字节对应 1 个字符,文件的当前指针应指向第 3 个字节,即字母 "t",从第 3 字节开始读取 4 个字符,故输出结果为"thon"。

4.2.4　文件的读取

读取文件内容时,Python 可以按照字符(字节)数读取,也可以逐行读取,还可以一次性读取文件。

1. 按照字符(字节)数读取——read 函数

read 函数用于从文件读取指定的字符(字节)数,当文件为文本文件时,读取单位为字符,当文件为二进制文件时,读取单位为字节。其语法格式如下:

file.read(size)

file 为文件对象。size 指从文件中读取的字符(字节)数,如果未给定 size 值或为负则将读取文件的所有内容。

例 4.4 文件对象的 read 函数。

programming.txt 文件中有一行文本 "Python 编程真有意思"。

f = open("programming.txt",encoding="utf-8")

character10 = f.read(10)

content = f.read()

print(f" 读取的字符串 01 :{ character10 }")

print(f" 读取的字符串 02 :{ content }")

f.close()

程序的输出结果为:

读取的字符串 01 :Python 编程真有

读取的字符串 02：意思

本例在打开文本文件 programming.txt 后（注：文本文件是基于字符编码），利用文件对象的 read 函数，读取了 10 个字符，并将其保存在了变量 character10 中，这时文件指针在 10 的位置（指针指向"意"），故再次利用 read 函数读取文件的内容时，就会读取指针位置在 10 及之后的所有字符。

2. 逐行读取文件内容

以每次一行的方式读取文件，有两种方法。

（1）readline 函数

readline 函数用于读取文本文件的一行数据并返回一个字符串，包括行尾的换行符 "\n"（注意：文件的最后一行末尾可能没有换行符）。其语法格式如下：

file.readline（）

例 4.5 文件对象的 readline 函数。

programming.txt 文件中有 2 行文本，分别是："Python 编程真有意思""是的，非常有意思"。

```
f = open("programming.txt", encoding="utf-8")
line1 = f.readline()
print(f"第一行内容为：{line1}")
line2 = f.readline()
print(f"第二行内容：{line2}")
f.close()
```

输出结果为：

第一行内容：Python 编程真有意思

第二行内容：是的，非常有意思

本例中，文本文件 programming.txt 包含两行数据，变量 line1 用来记录文件中的第一行内容，包括第一行末尾的 "\n" 字符，变量 line2 用来记录文件中的第二行内容，由于 line1 包括第一行内容末尾的 "\n" 字符，所以打印输出时会出现空行。一般情况下，用户都不会希望输出这个空白行，可以利用字符串的 rstrip 方法删除（r 代表右边，意思是从字符串的右侧开始删除指定的字符，默认字符为所有空字符，包括空格、换行(\n)、制表符(\t)等）。

例 4.6 利用字符串的 rstrip 方法删除字符串末尾的换行符。

programming.txt 文件中有 3 行文本，文件内容为：

"Python 编程真有意思。

是的，非常有意思。

我迫不及待想学了。"

```
with open('programming.txt', encoding="utf-8") as f:
    line1 = f.readline().rstrip('\n')      # 这里的 "\n" 可以省略
    line2 = f.readline().rstrip('\n')
```

      line3 = f.readline（ ）.rstrip（'\n'）

print（line1）

print（line2）

print（line3）

输出结果为：

Python 编程真有意思。

是的，非常有意思。

我迫不及待想学了。

本例中，文本文件 programming.txt 前两行内容末尾都有换行符 "\n"，从运行结果可以看到，利用字符串的 rstrip 方法删除末尾的换行符后，打印输出的结果中无多余空白行的出现。

    上例中，programming.txt 文件只包含 3 行数据，利用 readline 函数一行一行读取文件内容是可行的，但是如果 programming.txt 文件包含 300 行、3 000 行或是更多行数据，通过 readline 函数一行一行读取文件内容的方法就不可行了，这时可以利用 while 循环结合 readline 函数自动逐行读取文件内容并对读取的某行数据进行相应的处理，当读指针到达文件末尾时，readline 函数返回的是一个空字符串，而这个空字符串就是 while 循环的终止条件（如图 4.7 所示）。

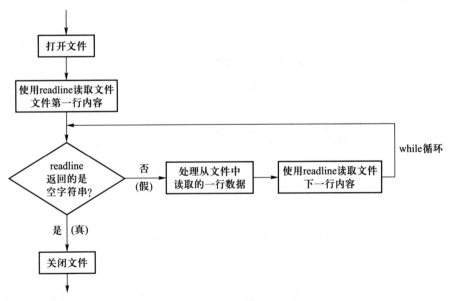

图 4.7　while 循环结合 readline 函数自动逐行读取文件内容的一般逻辑

例 4.7 利用 while 循环结合 readline 函数读取和处理文件中的所有数据。

programming.txt 文件中有 3 行文本，文件内容为：

"Python 编程真有意思。

是的，非常有意思。

我迫不及待想学了。"

f = open ('programming.txt', encoding = 'utf–8')

line = f.readline ( ).rstrip ( )

while True：

    if line = = ""：

        break

    print (line)

    line = f.readline ( ). rstrip ( )

f.close ( )

运行后输出结果为：

Python 编程真有意思。

是的，非常有意思。

我迫不及待想学了。

本例根据图 4.7 所示的一般逻辑，输出了 programming.txt 文件中的 3 行文本，但是如果该文本文件存在空行，如图 4.8 所示，programming.txt 文件的第三行为空行，程序读到第三行的时候，就会跳出 while 循环，将不会输出第四行。要解决这个问题，有很多思路，其中之一就是用 for 循环逐行读取文件内容。

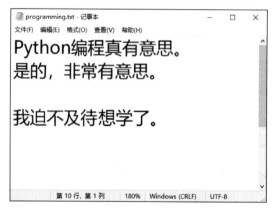

图 4.8　programming.txt 文件中存在空行

（2）利用 for 循环逐行读取文件内容

利用 while 循环结合 readline 函数逐行读取文件内容，必须显式检查文件内容是否到达了末尾，以终止循环，这种检查方式使得程序可能存在一些不易察觉的逻辑错误，而 for 循环可以自动读取文件中的每一行，并在到达文件末尾时自动停止。

例 4.8 利用 for 循环逐行读取文件内容。

programming.txt 文件中有 4 行文本（其中 1 行为空白行），文件内容如图 4.8 所示。

filename = 'programming.txt'

```
with open(filename, encoding = 'utf-8') as f:
    for line in f:
        print(line.rstrip())
```

运行后输出结果为：

Python 编程真有意思。

是的，非常有意思。

我迫不及待想学了。

从程序的输出结果可以看出，即使文件的内容中包含空行，程序也会原样输出，不会中断。另外本例中将文件路径保存在变量 filename 中，这种做法适用于文件路径较长的情况。

3. readlines 函数

readlines 函数用于读取文件的所有行并返回一个列表，利用这个列表就可以不受文件对象的影响，反复地使用文件的内容。例如，利用关键字 with 打开的文件，由于文件对象只有在 with 代码块内才可用，所以如果要在 with 代码块外访问文件的内容，可在 with 代码块内通过 readlines 函数将文件的内容存储在一个列表中，这样就可以在程序的任意地方对保存在列表中的数据进行处理。

例 4.9 利用 readlines 函数创建一个包含文件各行内容的列表。

programming.txt 文件中有 3 行文本，文件内容为：

"Python 编程真有意思。

是的，非常有意思。

我迫不及待想学了。"

```
filename = 'programming.txt'
with open(filename, encoding='utf-8') as f:
    lines = f.readlines()
print(lines)
for line in lines:
    print(line.rstrip())
```

程序运行后输出结果为：

['Python 编程真有意思。\n', ' 是的，非常有意思。\n', ' 我迫不及待想学了。']

Python 编程真有意思。

是的，非常有意思。

我迫不及待想学了。

本例在 with 代码块中将文件 programming.txt 的各行存储在一个列表中（代码中的 lines），列表中的每个元素就是原文件中的一行，在 with 代码块外打印列表中的内容。

例 4.10 圆周率值中是否包含你的生日。

将圆周率值的前 100 万位保存在文本文件 pi_million_digits.txt 中,每 103 位为一行。将生日表示为一个由数字组成的字符串,检查这个字符串是否包含在圆周率值的前 100 万位中。

```
filename = 'pi_million_digits.txt'
with open(filename, encoding='utf-8') as f:
    lines = f.readlines()
pi_string = ""
for line in lines:
    pi_string += line.strip()
birthday = input('请以'mmddyy'格式输入您的生日:')
if birthday in pi_string:
    print('您的生日在圆周率的前 100 万位中出现了!')
else:
    print('您的生日没有在圆周率的前 100 万位中出现!')
```

pi_million_digits.
txt 文件

4.2.5　文件的写入

用函数 wirte 可以将数据写入到文本文件或者二进制文件。

1. 写入到空文件

要将数据写入文件,在调用函数 open 时必须要申明以写(w)模式打开文件,如果要写入的文件不存在,函数 open 将自动创建它,如果指定的文件已经存在,文件原有的内容将被清空,这一点需要特别注意。

利用函数 write 向文本文件中写入指定字符串的语法格式如下:

file.write(str)

其中,file 为文件对象,str 为要写入文件的字符串。

例 4.11 利用函数 write 向文件写入字符串。

```
filename = 'programming.txt'
f = open(filename, 'w', encoding='utf-8')
f.write('好好学习,天天向上')
f.close()
```

本例中使用函数 write 将一个字符串写入文本文件。虽然程序运行后没有屏幕输出,但如果打开文件 programming.txt,将会看到其中包含一行文本为"好好学习,天天向上"。需要注意两点,第一,函数 write 只能将字符串写入文本文件,若要将数值写入文本文件中,须先用 str 函数将其转换为字符串。第二,函数 write 不会在写入的文本末尾添加换行符,因此,如果写入文件的内容有多行,就要在写入的字符串末尾添加换行符。

例 4.12 将两行文本写入文件中。

filename = 'programming.txt'

with open(filename, 'w', encoding='utf-8') as f:

　　f.write('我喜欢 Python 编程。\n')

　　f.write('我也喜欢 Python 编程。\n')

打开 programming.txt 文件可以看到已经写入 2 行内容：

我喜欢 Python 编程。

我也喜欢 Python 编程。

2. 追加到文件

如果想保留文件原有的数据,将新数据追加到原有数据的后面,这时需将文件的打开模式设置为"a"模式,即追加写模式,使用追加写模式有两点好处：

- 文件存在,原有的文件内容不会被清空；文件不存在,则会被创建。
- 当给文件写入数据时,会在该文件原有内容的末尾写入新数据。

下面来修改例 4.12,在既有文件 programming.txt 中再添加一些喜欢编程的原因。

filename = 'programming.txt'

with open(filename, 'a', encoding='utf-8') as f:

　　f.write('我喜欢在大数据中找到有意义的东西。\n')

　　f.write('我喜欢创建可以在浏览器中运行的应用。\n')

本例打开文件时指定打开模式为 a,即可以将写入的内容追加到文件末尾,程序运行后,会在文件原来内容后添加两行新的内容。

3. 打印输出到文件

如果想将 print 函数的输出重定向到文件中,即不输出到屏幕上,而是输出到文件中,可以通过指定 print 函数的 file 参数实现,例如想给文件末尾追加新的内容,可以通过下面的方法实现：

filename = 'programming.txt'

with open(filename, 'a', encoding='utf-8') as f:

　　print('我喜欢在大数据中找到有意义的东西。', file=f)

　　print('我喜欢创建可以在浏览器中运行的应用。', file=f)

通过上面的代码就可以将 2 行文本写入文件,而不会输出到屏幕上,写入的这两行文本末尾没有添加换行符,但是文件内容也自动换行了,这是因为 print 函数会在输出的字符串后面自动添加一个换行符,当然如果想去掉末尾的这个换行符,可以通过设置 print 函数的 end 参数值来实现。

4.3　文件数据分析综合案例

大数据时代,数据量呈爆炸式增长,数据本身没有意义,但经过分析,获得数据背后的信息是核心宗旨。Python 语言基于自身的优势,使其在数据分析方面备受欢迎。利用 Python 进行文件的数据分析是有规律可循的,总体思路是:读取文本文件的内容,并将其存储在列表中,再利用循环语句实现具体的统计分析需求。

4.3.1　案例 1:医学数据分析

例 4.13 根据血液检测的结果,判断病人红细胞的含量是否正常。

病人各项检测的原始数据如图 4.9 所示。现需要从以制表符分隔的 meddata.txt 文件中读取病人的各项数据,判断红细胞是否在正常范围内(男性:$(4\sim5.5)\times10^{12}$/L,女性:$(3.5\sim5)\times10^{12}$/L),并将判断结果写入 bmi_patient.txt 文件中。

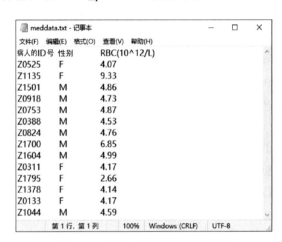

meddata.txt 文件

图 4.9　病人各项检测的原始数据

实现方案一

(1) 一次性读取 meddata.txt 文件中的所有数据,并保存到列表 data 中。

列表 data 中的每个元素对应文件中的每条记录(1 行),利用 for 循环遍历列表 data,提取列表的每个元素(存放在 per_patient_data 列表中),然后按照需求进行分析统计。需要注意的是,列表 data 中的第一个元素是列标题,不是病人的检测数据,可直接将列表 data 的第一个元素删除,其余元素均为病人的检测数据。

(2) 判断病人红细胞是不是在正常范围内。

for 循环执行 1 次,列表 per_patient_data 中就会包含 3 个元素,per_patient_data [0]、per_patient_data [1]、per_patient_data [2]分别为 zID、Gender、RBC(10^12/L),由于男女病人红细胞正常的范围不同,所以要基于性别判断红细胞是否处于正常水平。

(3) 将病人的 ID 号和对应的红细胞判断结果(正常、偏高、偏低)写入文件 bmi_patient.txt 中。

参考代码如下:

```
d=open('meddata.txt',encoding='utf-8')
f = open('bmi_patient.txt','w',encoding='utf-8')
```

data=d.readlines ( )　# 一次性读取 meddata.txt 文件中的所有内容,并保存在 data 列表中

f.write (f'zID\tRBC\n')　# 在 bmi_patient.txt 中写入标题

del data [0]　　# 删除 data 列表中的第一个元素 (标题)

for s in data：

    per_patient_data = s.split ( )

    if per_patient_data [1] == 'F'：# 病人性别为女

        if float (per_patient_data [2]) < 3.5：

            result = " 偏低 "

        elif float (per_patient_data [2]) <= 5：

            result = " 正常 "

        elif float (per_patient_data [2]) > 5：

            result = " 偏高 "

        f.write (f'{per_patient_data [0]}\t{result}\n')　# 将判断结果写入 bmi_patient.txt 文件

    if per_patient_data [1] == 'M'：# 病人性别为男

        if float (per_patient_data [2]) < 4：

            result = " 偏低 "

        elif float (per_patient_data [2]) <= 5.5：

            result = " 正常 "

        elif float (per_patient_data [2]) > 5.5：

            result = " 偏高 "

        f.write (f'{per_patient_data [0]}\t{result}\n')

f.close ( )

d.close ( )

实现方案二

方案一利用文件对象的 readlines 函数一次性读取文件的所有数据,并存放在一个列表中,为了保存读取的数据,需要占用较大的内存空间,为了节省内存空间,可以利用 while 循环结合 readline 函数每次读取 meddata.txt 文件中一条记录 (while 循环结合 readline 函数自动逐行读取文件内容的一般逻辑见图 4.7),针对这条记录进行统计分析后,再读取下一条,这个方法占用的内存空间仅仅是 meddata.txt 文件中一条记录的大小。

参考代码如下：

f = open ('meddata.txt', encoding='utf-8')

r = open ('bmi_patient.txt', 'w', encoding='utf-8')

r.write (f'zID\tRBC\n')

per_patient_data=f.readline ( )

while per_patient_data：

    per_patient_data = f.readline ( ).split ( )

```
        if len(per_patient_data)== 0 :
            break
        if per_patient_data[1]== 'F':
            if float(per_patient_data[2])< 3.5 :
                result = " 偏低 "
            elif float(per_patient_data[2])<= 5 :
                result = " 正常 "
            elif float(per_patient_data[2])>5 :
                result = " 偏高 "
            r.write(f'{per_patient_data[0]}\t{result}\n')
        if per_patient_data[1]== 'M':
            if float(per_patient_data[2])<4 :
                result = " 偏低 "
            elif float(per_patient_data[2])<= 5.5 :
                result = " 正常 "
            elif float(per_patient_data[2])> 5.5 :
                result = " 偏高 "
            r.write(f'{per_patient_data[0]}\t{result}\n')
f.close()
r.close()
```

两种程序设计方案的运行结果如图 4.10 所示。

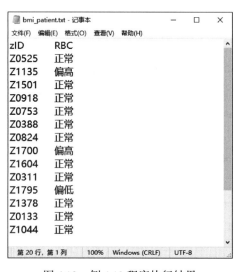

图 4.10　例 4.13 程序执行结果

4.3.2 案例 2：文件数据统计

例 4.14 统计文件中字母、数字、空格和其他字符的个数。count_file.txt 文件的部分内容如图 4.11 所示。

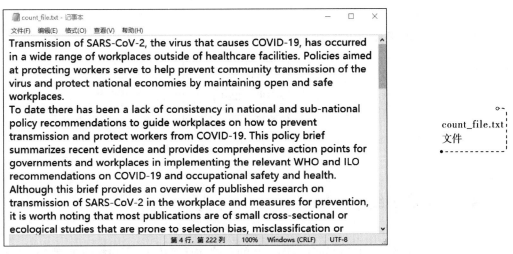

图 4.11 count_file.txt 文件的部分内容

程序设计方案：在开始处理文件内容之前，定义几个计数器变量，设置其初始值为 0，分别统计文件中出现的字母、数字、空格和其他字符的个数。

参考代码如下：

```
filename = 'count_file.txt'

infile = open(filename, encoding='utf_8')
digits = letters = spaces = others = 0
for line in infile:
    for c in line:
        if c.isdigit():
            digits += 1
        elif c.isalpha():
            letters += 1
        elif c.isspace():
            spaces += 1
        else:
            others += 1
print('共有：')
```

print（f' 数字 : {digits} 个 ;'）

print（f' 字母 : {letters} 个 ;'）

print（f' 空格 : {spaces} 个 ;'）

print（f' 其他字符 : {others} 个 ;'）

infile.close（）

程序的运行结果如图 4.12 所示：

```
共有 :
数字 : 34个 ;
字母 : 3261个 ;
空格 : 548个 ;
其他字符 : 91个 ;
```

图 4.12　例 4.14 程序执行结果

4.4　本章小结

文件可以不依赖于创建它的程序而永久的存储在计算机中,用户想要处理文件中的数据,可以通过程序将其载入到内存中,处理完后,也可以将结果写入文件,使其永久保存。本章重点介绍了利用 Python 打开、读、写和关闭文件的相关操作,并介绍了二进制文件和文本文件在处理上的差异,以及关于文件其他操作的相关知识。

4.5　实训与拓展

4.5.1　查找、替换指定字符串

● 实训任务

现有一份医学案例,编者完成后,发现一个医学术语"腹部"被写成了"月复部",如图 4.13 所示,请编程查找医学案例中"月复"的个数,并将其替换为正确的"腹",将统计的个数和正确的医学案例写入一个文件。

● 实训目的

1. 掌握文件打开、读写及关闭等基本操作。

2. 掌握利用 replace 方法替换字符串中指定字符的用法。

● 编程要求

1. 读取 Medical_cases.txt 的内容。

2. 对"月复"字符进行统计,并将其替换为"腹"。

3. 把正确的医学案例数据写入 Medical_case_new.txt 文件中。

Medical_cases.
txt 文件

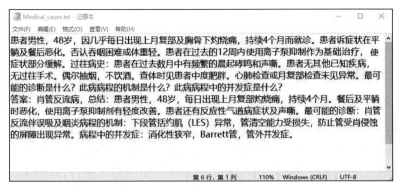

图 4.13 医学案例文件的内容

● 相关知识点提示

文件对象：open、read、readlines、write、close

字符串：replace 方法

基础知识：循环结构、分支结构、列表

4.5.2 文件的合并

● 实训任务

一日某医院病人注册系统出现故障，将病人的基本信息和联系方式保存到了两个文件中，请编程将这个两个文件合并为一个完整的病人信息登记表，如图 4.14 所示。

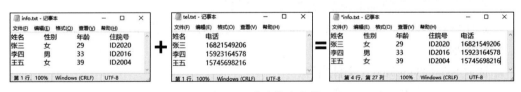

图 4.14 病人信息文件

● 实训目的

1. 掌握文件的打开、读写及关闭等基本操作。

2. 掌握利用字符串的 join 方法合并字符串、split 方法分割字符串的操作。

3. 掌握利用列表的 index 方法获得列表元素下标的操作。

● 编程要求

1. 编程读取 info.txt 和 tel.txt 文件的内容；

2. 根据任务要求合并数据；

3. 把合并的数据写入 final_info.txt 文件中。

● 相关知识点提示

文件对象：open、read、readlines、write、writelines、close

内置函数：chr、ord、int

info.txt、tel.txt 文件

111

字符串：split、join

基础知识：循环结构、分支结构、列表

4.5.3　一份神秘的战地情报

● 实训任务

一次战斗结束后我军截获敌方军医的一个情报文件,后缀名为 daz,疑为敌方伤亡情况汇报,由于敌方伤情情况对我方进一步作战计划的制定具有重要意义,解密专家分析文件发现其内容为文本格式且很有规律,具体为单空格分隔的大量数字且无换行,如图 4.15 所示,推测这些数字可能为 Unicode 编码值,请根据此线索,用 Python 编程实现情报文件的解密。

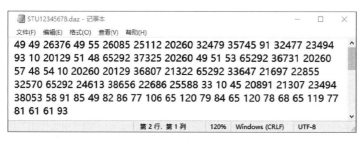

图 4.15　情报内容

● 实训目的

1. 掌握文件的打开、读写及关闭等基本操作。

2. 掌握利用字符串的 split 方法分割字符串的操作。

3. 运用内置函数 chr、ord 实现 Unicode 编码值和字符之间的操作。

● 编程要求

1. 读取 STU12345678.daz 文件内容;

2. 根据专家提供的线索进行解密;

3. 把解密后的情报内容写入新文件 STU12345678.txt(保存有当前目录);

4. 打印解密情报全文(把情报全文解密到一个字符串 s 中,利用 ptint(s)输出);

5. 打印解密后情报全文的字符个数(换行符和空格不计数)。

● 格式要求

假设情报文件解密后共有 78 个字符(不含换行符和空格),则最后屏幕输出的效果如图 4.16 所示。

● 相关知识点提示

文件对象的方法：open、read、readlines、write、close

内置函数：chr、ord、int

字符串的方法：split

循环结构、分支结构、列表

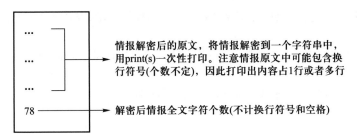

图 4.16　屏幕输出范例

4.6　习题

1. 选择题

(1) 以下选项中不能读文件的是_____。

A. readlines

B. read

C. readline

D. replace

(2) 文件对象的 readline 函数返回的是_____,redlines 方法返回的是_____。

A. 列表,字符串

B. 字符串,列表

C. 列表,列表

D. 字符串,字符串

(3) 下列程序的输出结果是_____。

```
f = open ('f.txt', 'w')
f.write ('Python programming.')
f.close ( )
f = open ('f.txt', 'rb')
f.seek (10, 1)
print (f.tell ( ))
```

A. 9

B. 10

C. 11

D. 12

(4) 下面程序的输出结果为_____。

```
f = open ("programming.txt")
f.write ("Python 编程真有意思 ")
print (f.tell ( ))
f.close ( )
```

A. 13

B. 12

C. 11

D. 10

2. 判断题

(1) 只要打开文件,就必须显式地关闭文件。　　　　　　　　　　　　　　　(　　　)

(2) 读写文件不需要指定编码方式就可以正确读取文件内容。　　　　　　　　(　　　)

3. 填空题

(1) 根据文件数据的编码方式,Python 的文件可分为_____和_____,一个 Python 程序文件是一个_____,一个 jpg 图像文件是一个_____。

(2) 使用关键字＿＿＿＿可以自动管理文件对象,不论何种原因结束该关键字中的语句块,都能保证文件被正确关闭。

(3) 已知当前文件夹中有纯英文文件 readme.txt,请填空完成功能:将 readme.txt 文件中的所有内容复制到 dst.txt 中。

```
with open('readme.txt')as src,open('dst.txt',_____)as dst:
    dst.write(src.read())
```

第5章

数据库系统的功能和组成

5.1 医学数据的概念及特点

5.1.1 医学数据的概念

数据(data),泛指对客观事物的性质、状态以及相互关系等进行记载的物理符号或这些物理符号的组合。在计算机中,数据作为信息的表现形式,特指那些能被机器识别和处理的物理符号,如数字符号、图形、图像、声音等。

在科学研究中,数据通常指人们通过观察、实验或计算得出的结果。因而,数据富有价值,数据赋能成为引领行业发展创新的重要手段。在医学领域中,医学数据(medical data)通常指通过观察、实验室检查、医疗器械等感知设备所记录下来的有关受试者如人或动物的疾病、体征数据。

而近年来出现的医学大数据(medical big data)则是指在个人从出生到死亡的全生命周期过程中,因为免疫、体检、门诊、住院等健康活动所产生的大数据。根据数据产生的物理位置可分为院内数据和院外数据,如图5.1所示。

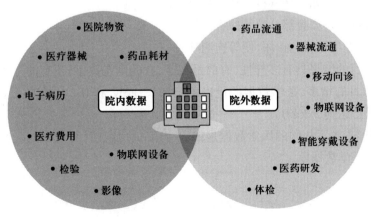

图 5.1　医学大数据构成

● 院内数据是在医院内部产生的数据。包括医院各种信息系统如电子病历系统、影像采集与传输系统、实验室检查信息系统、医疗器械等信息化系统和设备所记录下来的疾病、体征数据及医院物资管理、医院运营系统所产生的数据。

● 院外数据主要是人类在日常生活中所产生的医学相关数据。包括通过体检机构、智能穿戴获取的人体体征数据以及药品流通、移动问诊等行为数据。

5.1.2　医学数据的特点

1. 变异性

医学数据的变异性包括以下两方面的含义。一方面是指一组医学数据的多数取值是不相同的。因为数据是用来描述事物的量化特征的,不同的人、物都具有不同的特征,因此,其数量表现也是不同的。如不同个体的血压值常存在差异性。另一方面是指在不同的时间、地点测量同一个体的数量特征也可能得出不同的结果。如饭前饭后,同一个体的血糖值存在差别。

2. 规律性

医学数据具有变异性,但一组大样本的数据,经统计分析会发现具有一定的规律。寻找这种规律就是医学数据研究的目的之一。正因为数据具有变异性,对数据的研究才有必要,如果都是相同的数据也就没有研究的必要了。也正因为数据具有规律性,对其进行研究才有意义。

3. 价值性

数据赋能医学临床科研,可为医学疾病诊断及药品研发、医院管理等带来重大变革。特别是医学大数据与人工智能相结合,将在揭晓人类基因的奥秘及癌症的发生、发病机制等方面,发挥巨大的作用。中国工程院院士、国家“863 计划”监督委员会副主任、国家物联网标准化专家委员会组长邬贺铨指出:“医学大数据具体可应用在临床诊断、远程监控、药品研发、防止医疗诈骗等方面。”

4. 多样性和大量性

随着互联网及医学检测技术的发展,医学数据的识别及积累手段日趋多样化和规模化。例如,常见的医学检查项目有如下几类。

(1) 临床检查项目,如耳鼻喉科、口腔科的检查项目。

(2) 仪器检查项目,如腹部 B 超等检查项目。

(3) 实验室检查项目,如血、尿、便等检测项目。

这些检查项目的结果具有多样性,有的是文字,有的则是数字,还有的是图像、声音、视频等。随着检查项目的增多,医学数据的量也急剧增长,EMC 和 IDC 发布的报告显示,2020 年全球医疗数据量已达到 2.26ZB。

那么,这些形态各不相同的医学数据是如何应用和存储在计算机中的呢? 这就涉及医学数据的存储——医学数据库。

5.2 数据库系统的功能和组成

5.2.1 数据思维在数据管理的应用——数据模型

伴随着大量医学数据的产生,利用计算机技术进行数据的科学管理与分析已成为必然。那么,医学数据是以什么方式存储在计算机中并进行管理的呢?这就要用到数据库技术。

通过数据库技术,将大量医学数据存储在数据库中,不仅可以实现数据的有效存储及医学资源的共享,同时基于这些医学数据库,还可开发出针对各种医学需求的数据库应用系统,如医学电子病历系统、医院住院信息系统、医院影像 PACS 系统、医学专家系统等,有效地提升医院的服务质量。

1. 数据模型的概念

数据模型(data model)是关于数据特征的抽象,它从抽象层次上描述了系统的静态特征、动态行为和约束条件,即数据结构、数据操作与数据约束,为数据库系统的信息表示与操作提供了一个抽象的框架。

因此,数据模型决定了数据库的性质。根据不同的数据模型,就形成了不同类型的数据库,如层次型数据库、网状型数据库、关系型数据库等。

2. 数据模型的组成

(1) 数据结构

数据结构是数据模型的基础,主要描述数据的类型、内容、性质以及数据间的联系等,不同的数据结构具有不同的数据操作和数据约束。

(2) 数据操作

数据操作描述的是在某种特定数据结构上的操作类型和操作方式。因此,它是操作运算符的集合,包括了若干操作和推理规则,用以对数据库进行操作。

(3) 数据约束

数据约束描述的是数据结构内数据间的语法、词义联系、它们之间的制约和依存关系,以及数据动态变化的规则。因此,它是完整性规则的集合,用于限定符合数据模型的数据库状态,以及状态的变化,从而保证数据的正确、有效和相容。

3. 数据模型的类型

根据不同的应用层次,数据模型可分为概念数据模型、逻辑数据模型和物理数据模型,如图 5.2 所示。

(1) 概念数据模型

概念数据模型(conceptual data model,CDM)简称概念模型,用来描述现实世界的概念化结构,用于信息世界的建模。它使数据库的设计人员在设计的初始阶段,摆脱计算机系统及数据库管理系统(database management system,DBMS)的具体技术问题,能够集中精力分析数据以及数据之间的联系等。概念数据模型必须换成逻辑数据模型,才能在 DBMS 中实现。

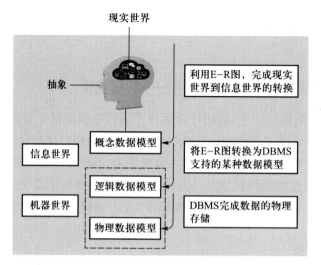

图 5.2　三种数据模型

（2）逻辑数据模型

逻辑数据模型（logical data model，LDM）简称逻辑模型，是具体的 DBMS 所支持的数据模型，也是用户从数据库中所看到的模型。例如，网状数据模型（network data model）、层次数据模型（hierarchical data model）、关系数据模型（relational data model）等。它反映的是系统设计人员对数据存储的观点。

（3）物理数据模型

物理数据模型（physical data model）简称物理模型，是面向计算机的物理表示模型，它描述了数据在储存介质上的组织结构。它不但与具体的 DBMS 有关，而且与操作系统和硬件有关。

按照数据结构的不同，数据模型又可以分为层次模型、网状模型、关系模型等。

（1）层次模型

层次模型是数据库技术中发展最早的一种数据模型。它的特点是数据组织成有向有序的树结构，也叫树形结构。结构中的节点代表数据记录，连线描述位于不同节点数据间的从属关系，可表示为一对多的关系。

（2）网状模型

网状模型将数据组织成有向图结构，图中的节点代表数据记录，连线描述不同节点数据间的联系。这种数据模型的基本特征是节点数据之间没有明确的从属关系，一个节点可与其他多个节点建立联系，即节点之间的联系是任意的，任何两个节点之间都能发生联系，可表示多对多的关系。

（3）关系模型

关系模型是通过二维表来表示实体集合以及数据间联系的一种模型，对数据的操作是通过关系代数实现的，具有严格的数学基础。它具有结构简单、使用灵活的特点，因此应用最为广泛。目前流行的一些数据库管理软件如 ORACLE、Microsoft SQL Server、PostgreSQL 等都属于关系型数据库。

随着互联网的发展,新的数据模型不断出现,如出现了面向对象的数据模型,对象关系模型以及 NoSQL 数据库模型等新的模型,以适应大数据的存储需求。

5.2.2　数据库系统

1. 数据库系统的概念及组成

数据库系统(database system,DBS)是指在计算机系统中引入了数据库后的系统,一般由数据库、数据库管理系统、数据库应用程序、数据库管理员以及计算机系统等构成,如图 5.3 所示。

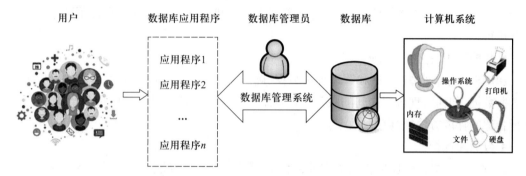

图 5.3　数据库系统组成图

(1) 数据库

数据库(database,DB)是以一定的组织方式将相关的数据组织在一起,长期存放在计算机内的有组织、可供多个用户共享,与应用程序彼此独立并统一管理的数据集合。

(2) 数据库管理系统

数据库管理系统(database management system,DBMS)是数据库系统的核心软件,是协助用户创建、维护和使用数据库的系统软件。其主要功能如图 5.4 所示。

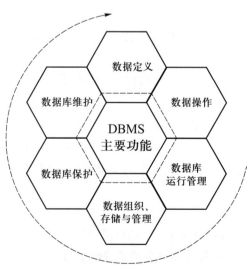

图 5.4　数据库管理系统功能

● 数据定义

DBMS 提供数据定义语言(data definition language,DDL),DDL 主要用于建立、修改数据库的库结构。

● 数据操作

DBMS 提供数据操作语言(data manipulation language,DML),供用户实现对数据的追加、删除、更新、查询等操作。

● 数据库运行管理

数据库运行管理主要包括多用户环境下的并发控制、安全性检查和存取限制控制、完整性检查和执行、运行日志的组织管理、事务的管理和自动恢复等。这些功能保证了数据库系统的正常运行。

● 数据组织、存储与管理

DBMS 要分类组织、存储和管理各种数据,确定以何种文件结构和存取方式在存储器上组织这些数据,如何实现数据之间的联系。数据组织和存储的基本目标是提高存储空间利用率,选择合适的存取方法提高存取效率。

● 数据库保护

DBMS 对数据库的保护包括数据库的恢复、数据库的并发控制、数据库的完整性控制、数据库安全性控制等,从而保障数据库中数据的安全性。

● 数据库维护

数据库维护主要包括数据库的数据载入、转换、转储,数据库的重组和重构,以及性能监控等功能。

(3) 数据库应用程序

数据库应用(database application,DBAP)程序是利用与数据库接口的高级语言开发出的应用程序。

(4) 人员

数据库系统的人员(user)由系统开发人员、系统使用人员及数据库管理人员组成,各司其职。

● 系统开发人员:包括系统分析员、系统设计及程序设计人员,主要负责数据库系统的开发设计、程序设计等。

● 系统使用人员:即数据库的最终用户,他们通过数据库应用程序使用数据库。

● 数据库管理人员数据库管理人员(database administrator,DBA):负责全面管理和控制数据库系统,包括对数据库系统的设计、数据库的安全保障、数据库性能的改善以及对系统的运行实行监控等。

(5) 计算机系统

计算机系统(computer system,CS)包括组成计算机系统的硬件系统和软件系统。

2. 数据库、数据库管理系统及数据库应用系统的关系

数据库是数据库管理系统管理的对象,管理系统是数据库应用程序与数据库的桥梁,应用程序通过数据库管理系统来访问数据库,三者之间的关系如图5.5所示。

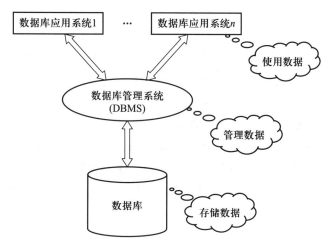

图5.5 数据库、数据库管理系统与数据库应用系统的关系

5.3 常用医学数据库

在计算机中,数据库是依照某种数据模型组织起来并存放在存储器中的数据集合。当数据库运用到医院系统中时,不仅能解决传统医学文档存储方式的冗余和不易查找问题,同时又能够更好地保护患者的隐私,进一步实现各不同单位间的资源共享,更细致地整合互联网的各种医学资料以及更加快捷地检索各种信息,从而给医学工作者带来极大的便利。同时,大量医学临床信息数据库的共建共享,不仅有效地提升了医院的工作效率,更能为临床诊断和治疗提供有力的数据支持;以临床路径和临床评价为基础,为医生对患者疾病的整个治疗过程提供数据参考,包括计划、规划和评价,进一步推动临床数据的分析、统计、挖掘以及临床科研。

利用数据库技术,通过对医学临床信息的数据挖掘,可对存储的数据进一步深入分析,发现数据中存在的关系和规则,就可以实现对疾病的预防及干预,对公共卫生提供指导和帮助。

医学数据库主要包括两种,一是医学文献数据库,它包括了基础医学、临床医学、预防医学、药学、口腔医学、中医学及中药学等生物医学的各个领域的文献,这种数据库主要是通过提供主题词、中文文题、英文文题、作者、摘要、参考文献、期刊名、出版年期、文献类型、关键词等的检索,这类医学数据库和一般的数据库系统没有太大区别;二是医学临床信息数据库,这种数据库用于记录病人全面详细的信息,主要用来支持医生的诊断,使得医生可以对医疗全过程进行规范、监督、控制、管理和分析统计。这种数据库数据结构较为复杂,通过传统的数据库形式已经无法满足要求。

下面分别介绍这两种常见的医学数据库。

5.3.1　医学文献数据库

1. 中文数据库

中国知网、维普网和万方数据是国内三个主要的文献全文数据库,纳入的文献类型包括期刊、报纸、会议论文、学位论文、年鉴、图书等。这三大文献数据库覆盖内容广泛,除医疗卫生领域的文献外,也包括经济、文化、教育等多领域的文献。这三大平台,已被大家熟悉,在此不再赘述。下面,介绍两个医学领域的专用文献数据库。

(1) 中国生物医学文献服务系统(SinoMed)

中国生物医学文献服务系统(如图 5.6 所示)是由中国医学科学院医学信息研究所、图书馆开发研制的国内医学领域最为常用的数据库之一。涵盖资源丰富,能全面、快速反映国内外生物医学领域研究的新进展,功能强大,是集检索、免费获取、个性化定题服务、全文传递服务于一体的生物医学中外文整合文献服务系统。

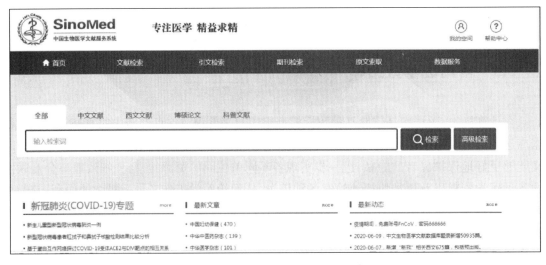

图 5.6　中国生物医学文献服务系统

(2) 中国医院数字图书馆(CHKD)

中国医院数字图书馆(如图 5.7 所示)为知网下的医学类平台,除了查询期刊论文、学位论文、会议论文等之外,CHKD 医学工具书库也是非常全面和方便的工具。CHKD 的外文文献库包括 Elsevier、Springer 和 Directory of Open Access Journals(DOAJ)出版的文献数据,提供第三方链接和部分免费全文下载。

2. 英文数据库

(1) 美国国立医学图书馆

美国国立医学图书馆(National Library of Medicine,NLM)是当前国际上最权威的生物医学文献数据库之一,内容涉及基础医学、临床医学、环境医学、营养卫生、职业病学、卫生管理、医疗保健、微生物、药学、社会医学等领域。收录了 1966 年以来 70 多个国家和地区出版的

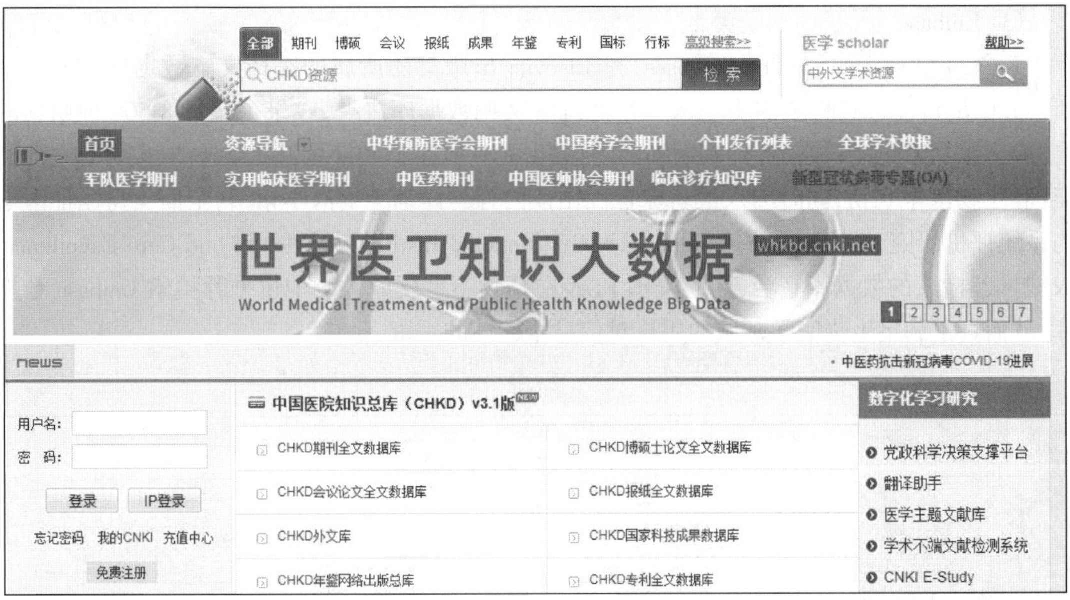

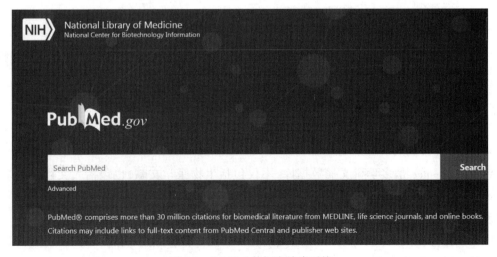

图 5.7　中国医院数字图书馆

3 400 余种生物医学期刊的文献,包括美国《医学索引》的全部内容和《牙科文献索引》《国际护理索引》的部分内容,近 960 万条记录。目前每年递增 30 万~35 万条记录,以题录和文摘形式进行报道,其中 75% 是英文文献,70%~80% 文献有英文文摘。

（2）PubMed

PubMed 是美国国立医学图书馆的国家生物技术信息中心研制开发并维护的面向公众开放的检索系统(如图 5.8 所示),既可以检索 Medline 的文献,也可以链接到 Sciencedirect、Springer、Ovid 等全文数据库获得全文,是医生和医学生最熟悉的文献检索工具。另外,通过 PubMed 主页上「RESOURCES」的链接还可以访问 NCBI 的分子生物学、基因、遗传学等数据库。

图 5.8　PubMed 数据库检索系统

（3）Embase

Embase（Excerpta medica database）是 Elsevier 出版集团所属的医药文献数据库（如图 5.9 所示），也是目前最具权威的生物医学与药理学文摘数据库之一，收录了超过 8 500 种期刊的 3 100 万篇文献记录，覆盖各种疾病和药物信息，尤其涵盖了大量北美洲以外的（主要是欧洲和亚洲）生物医学刊物，同时纳入最新综合性循证内容与详细生物医学索引，全面支持循证医学与系统评价研究，是 Cochrane handbook，NICE（National Institute for Health and Care Excellence）权威推荐检索的数据库平台，同时美国 FDA 在药物不良反应监测中也推荐检索 Embase 数据库，从而真正满足生物医学领域的用户对信息全面性的需求。

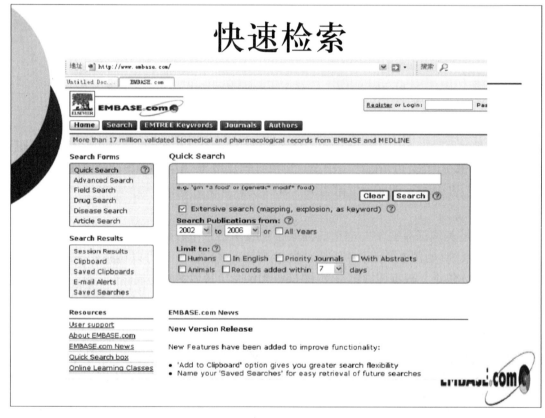

图 5.9　Embase 数据库检索系统

（4）Web of Science

Web of Science 是多学科文摘数据库，不仅包括生物医学文献，也包括人文社科等学科。Web of Science 下包含多个子库，如 SCI、SCIE、ESI、SSCI、JCR 等，很多国内的大学都已经开通全部或部分子库的接入。

以上数据库是英文文献检索的常用网站且文摘收录各有侧重，做汇聚分析或系统综述常常都需要通过这些网站查询。

(5) Cochrane 图书馆

Cochrane 系统综述数据库(Cochrane database of systemic review,CDSR)以高质量的研究数据整合闻名,Cochrane 的系统综述方法严谨,内容翔实,是高质量的循证医学证据。在 Cochrane 图书馆可以查询所有 Cochrane 综述和系统综述研究方案。除此之外,Cochrane 图书馆还有 Cochrane 对照研究注册中心,可以查询随机以及准随机对照研究的报告,这些报告来自 PubMed,Embase 等文献数据库以及 ClinicalTrials.gov 等的注册数据。

5.3.2 医学临床信息数据库

相比国外,我国的医学临床信息数据库建设刚刚起步,覆盖范围还较小,数据结构类型简单,难以满足复杂、高维度的数据分析。其中,常用的临床信息数据库有国家人口与健康科学数据共享服务平台(原国家医药卫生科学数据共享网),如图 5.10 所示。以健康和疾病为主题,进行基础医学研究数据的收集、加工和汇总;挖掘和整合与人类健康—亚健康—疾病动态发展过程相关的基础数据和发病机制研究等数据,向国内外科研人员提供中国科学家获得的原始创新性基础医学和生命科学领域相关研究数据,实现全方位的多级别、分权限的共享服务功能。

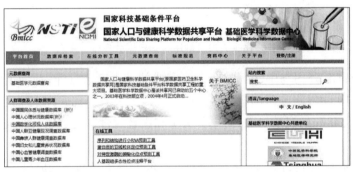

(a)

(b)

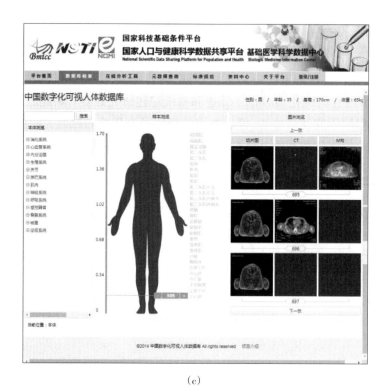

(c)

图 5.10　国家人口与健康科学数据共享服务平台

　　另外,还有如 GE 公司与中华医学会合作完成的骨密度数据库,开创了中国骨密度发展的新时代,是中国医学界将临床问题数字化的一项巨大突破。彻底结束了用其他人种的标准诊断中国人骨密度状况的混乱局面,树立了医生和患者对骨密度测量和骨质疏松定量诊断的信任。

　　国外的医学临床信息数据库研究起步较早,已经取得了相当多的成果,下面列举一些常用的医学临床信息数据库。

1. MIMIC 数据库

　　MIMIC(Medical InformationMart for Intensive Care)是 2003 年在美国国立卫生研究院资助下,由贝斯以色列女执事医疗中心、麻省理工(MIT)、牛津大学和麻省总医院(MGH)的急诊科医生、重症科医生、计算机科学专家等共同建立的一个面向全球开放的重症医学数据库。

　　2016 年 9 月,该数据库升级,由最初的 MIMIC Ⅱ 为 MIMIC Ⅲ(如图 5.11),共收录了 46 520 个患者(包括新生儿)住院期间的生命体征、化验检查、治疗用药等临床数据,这些数据既可以用传统的统计学方法研究治疗与预后的关系,也可以用数据挖掘和机器学习算法进行相应课题的研究。

2. TCGA 数据库

　　TCGA(The Cancer Genome Atlas)即肿瘤基因组图谱计划,是一项由美国 NCI(National Cancer Institute)和 NHGRI(National Human Genome Research Institute)于 2006 年合作创立,是目前为止世界上最大的癌症基因信息数据库,如图 5.12 所示。

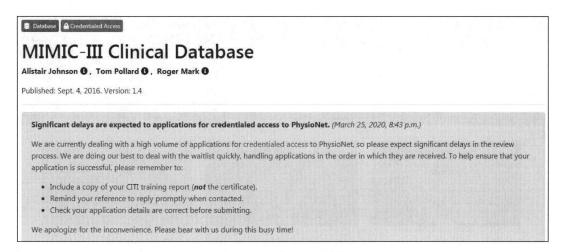

图 5.11 MIMIC Ⅲ重症医学数据库

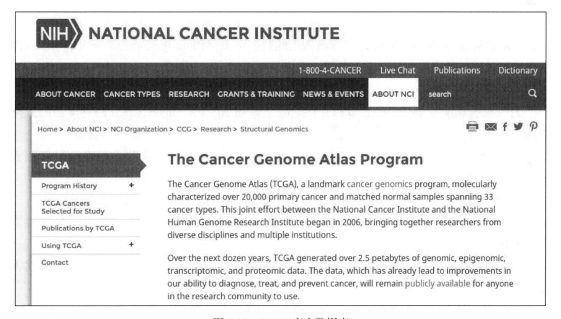

图 5.12 TCGA 癌症数据库

该数据库借助于大规模测序为主的基因组分析技术,绘制目前人类几乎所有癌症的基因组变异与基因表达水平图谱,这将为发现肿瘤基因组的改变以及研究其生物学分子机制提供海量的数据。目前,该数据库向科研人员免费开放,提供进行肿瘤相关研究的数据。

3. SEER

SEER(Surveillance Epidemiology and End Results Program)是美国国立癌症研究所(NCI)建立的北美最具代表性的大型肿瘤登记注册数据库之一,如图 5.13 所示。该数据库始建于1973 年,收集美国近 34.6% 肿瘤患者的循证医学的相关数据如肿瘤部位、形态、诊断分期、治

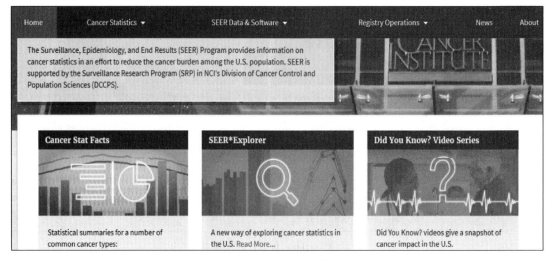

图 5.13　TCGA 癌症数据库

疗以及随诊信息等,是世界肿瘤研究领域常用的数据资源,可为临床医师的循证实践及临床医学研究提供系统的证据支持和宝贵的第一手资料。

4. 美国 CDC 数据

美国疾病预防控制中心(Center for Disease control and Prevention,CDC)拥有丰富的数据资源,具体如下。

● NCHS(国家健康统计中心,National Center of Health Statistics)提供大量全美健康调查统计数据、出生及死亡数据。

● CDC BRFSS(Behavioral Risk Factor Surveillance System)提供行为与健康调查数据。

● CDC WONDER(Wide-ranging Online Data for Epidemiologic Research)提供诸多公共卫生相关数据。

● WISQARS(Web-based Injury Statistics Query and Reporting System)提供创伤、暴力伤害及死亡的数据。

CDC 网站的很多数据都免费向公众开放。NCHS 的调查数据为全国抽样,既有人群调查,如健康与营养状况的调查,也有医疗机构的调查,如门诊医疗调查和医院门(急)诊医疗调查等。这些数据中大多数为全国性多年连续的横断面调查数据,具有较好的代表性,如果对流行病学研究、公共卫生和医疗卫生服务研究、卫生政策研究有兴趣,这些数据具有较高的价值。对于临床研究而言,虽然有患者的疾病和治疗信息,由于不能提供临床治疗的细节、临床指标(如化验结果)以及病人的随访,具有一定的局限性。

5.4 典型的数据库管理系统

5.4.1 数据库管理系统的类型

数据库管理系统是组成数据库系统的核心,完成对数据库的所有操作。目前,常用的数据库管理系统软件有很多。根据数据库采用的数据模型,可分为关系数据库管理系统(relational database management system,RDBMS)和非关系数据库管理系统(NoSQL)。其中,关系数据库管理系统应用最为广泛,常见的有 Oracle、Microsoft SQL Server、MySQL、Access 等。非关系数据库数据库管理系统,如 Mongodb 数据库、Redis 数据库、Hbase 数据库等,则是近年来随着大数据的出现而迅速发展起来的一种新型数据库管理系统,为医学大数据的存储及管理提供了一种新的技术手段。

5.4.2 典型的关系型数据库管理系统

1. Oracle

Oracle Database,又名 Oracle RDBMS,或 Oracle,是甲骨文公司开发的一款关系数据库管理系统,也是目前最流行、功能最强大的大型数据库管理系统之一。适用于各类大、中、小、微机环境。可在 UNIX、Linux、DOS、Windows 等操作系统上运行,具有高效率、高可靠性的特点。采用标准的 SQL 结构化查询语言和丰富的开发工具,为数据库的面向对象存储提供数据支持。

2. Microsoft SQL Server

SQL Server 是微软公司推出的大、中型关系型数据库管理系统,适合于适用于大、中、小、微机环境,但只能在 Windows 环境下运行。由于其卓越的性能,被广泛应用于 Web 及医疗、电子商务等与数据库有关的行业,特别是在医学数据挖掘中。

3. MySQL

MySQL 数据库管理系统是应用最广泛、流行度最高的开源数据库管理系统之一,由瑞典的 MySQL AB 公司开发、发布和支持。由于体积小、速度快,语言简洁,易学易用且支持多平台,因而成为目前最受欢迎的小型关系型数据库管理系统,特别是在 Web 方面,有着最为广泛的应用。

4. PostgreSQL

PostgreSQL 是加州大学伯克利分校计算机系开发的一个对象关系型数据库管理系统(ORDBMS)。是一款目前最先进、最受欢迎的开源数据库管理系统。不需商业授权,免费使用。除了登记注册的全球志愿者团队负责维护开发外,还拥有一支遍布全球的非常活跃的开发队伍,包括很多顶尖黑客。无论是 Linux,还是 Windows,PostgreSQL 都提供了很好的支持,是一个可以支持多平台环境运行的性能卓越的大型数据库管理系统。

5. Access

Access(Microsoft Office Access)是微软公司推出的一款桌面型数据库管理软件。作为

129

Microsoft Office 套件的一部分,可以与 Office 实现无缝连接。此外,具有强大的数据组织与处理功能,可以方便地生成各种数据对象,能够利用 Web 检索和发布数据,实现与 Internet 的连接。Access 主要适用于中小型应用系统,或作为客户机/服务器系统中的客户端数据库。

5.5　医学数据库设计案例——医院住院数据库的设计

随着信息化时代的到来,医疗领域中计算机技术已经广为应用。电子病历的应用及医疗设备和仪器的数字化,使得医院的数据急剧增长。如何设计医学数据库,以服务于医疗卫生服务及医学科研,就成为一个急需我们解决的实际问题。

5.5.1　数据库设计的概念

数据库设计是指对于一个给定的应用环境,构造(设计)优化的数据库逻辑模式和物理结构,并据此建立数据库及其应用系统,使之能够有效地储存和管理数据,满足各种用户的应用需求(信息管理需求和数据处理需求)。

- 信息管理需求:是指在数据库中应该存储和管理哪些数据对象。
- 数据处理要求:是指对数据对象需要进行哪些操作,如查询、增加、删除、修改、统计等操作。

5.5.2　数据库设计的方法及流程

数据库设计是信息系统开发和建设中的核心技术。由于数据库应用的复杂性,特别是医学问题的复杂性,为了支持相关程序运行,数据库设计就变得异常复杂。因此,需要有应用科学的理论和方法作指导,反复探寻,逐步求精。

1. **规范设计法**

规范设计法起源于 1978 年,是由 30 多个国家的数据库专家在美国的新奥尔良提出的数据库的设计工作规范,即新奥尔良方法。该方法将数据库设计分为需求分析、概念设计、逻辑设计和物理设计四个阶段。其中,概念设计与逻辑设计是数据库设计的核心和关键。

2. **计算机辅助数据库设计**

在数据库设计过程中模拟某一规范设计方法,以人的知识或经验为主导,通过人机交互方式实现设计中的某些部分。如 Sybase 公司的 PowerDesigner,Oracle 公司的 Design 2000 等工具。

按照数据库规范化设计方法,在实际工作中,常将数据库设计过程分为以下六个阶段,相比新奥尔良方法,增加了数据库实施和运行与维护两个阶段。

- 需求分析

进行数据库设计首先必须了解用户需求(包括数据与处理)。医学数据相比一般数据,数据类型较为复杂,既有传统的数值和文字,又有超声检查等产生的大量图片。因此,要求使用的数据模型能够支持复杂对象的表示和处理;医学图像数据在检索上,也不应该限于基于文本的病人信息和图像基本信息的查询,还应研究实现在海量图像数据库中基于医学图像内容的高效查询,包括特征的提取、相似性度量等。

● 概念设计

概念设计是整个数据库设计的关键,它通过对用户需求进行综合归纳与抽象,形成一个独立于具体 DBMS 的概念模型。

在进行医学数据库设计时,通常需要将现实世界抽象到机器世界。这一抽象过程分为两个阶段,首先将现实世界抽象为一个信息世界,这种信息的结构不依赖于具体的计算机实现,然后再将信息世界转换为机器世界,如图 5.14 所示。

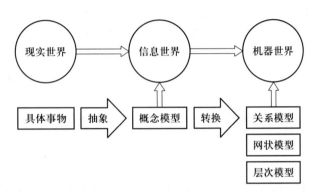

图 5.14 现实世界向机器世界的抽象过程

在以上抽象过程的第一阶段,将现实世界中的客观对象(具体事物)抽象为不依赖任何具体机器的信息结构即概念模型的过程,就是数据库概念设计的过程。

● 逻辑设计

在数据库设计过程中,将现实世界转化为机器世界的抽象过程中的第二阶段,即将概念模型转化为某个 DBMS 支持的数据模型的过程,并应用规范化理论对其进行优化的过程,即为数据库设计的逻辑设计阶段。

● 物理设计

物理设计阶段是为逻辑数据模型选取一个最适合应用环境的物理结构(包括存储结构和存取方法)。

● 数据库实施

在数据库实施阶段,设计人员运用 DBMS 提供的数据语言及其宿主语言,根据逻辑设计和物理设计的结果建立数据库,编制与调试应用程序,组织数据入库,并进行试运行。

● 数据库运行与维护

数据库应用系统经过试运行后即可投入正式运行。在系统运行中必须不断地对其进行评估、调整与修改。

其中,数据库概念设计与逻辑设计是数据库设计的两个关键问题。

5.5.3　关系数据库规范化设计常用技术

1. 基于 E-R 模型的数据库概念设计方法

E-R 模型全称为 Entity Relationship Model,即实体 – 联系方法(E 代表实体 entity,R 代表联系 relationship),是由 Peter Chen 于 1976 年在题为"实体联系模型:将来的数据视图"论文中提出的一种数据库概念模型的一种全新设计方法,后被广泛用于数据库规范设计中概念模型的设计。

(1) 基本概念

1) 实体(entity)

实体即客观存在的并可相互区别的事物。实体可以是具体的人或物,例如医院的医生、患者,也可以是抽象的概念与联系,例如医生为患者的治疗过程。

2) 实体集(entity set)

同类实体的集合称为实体集。例如,医院中所有的医生实体构成了医生实体集。

3) 属性(attribute)

实体具有许多特性,每一个特性称为属性。例如,医生实体可由工号、姓名、性别、年龄、职称、所在科室等属性组成。

4) 码(key)

码也称键。如果某个属性或某一属性组的值能唯一地标识一个实体集体中的实体,则称该属性或属性组为码。例如,在医生实体集中,可以将医生的工号作为码。

5) 联系(relationship)

不同实体集之间的相互关联关系。实体间的联系有一对一联系($1:1$)、一对多联系($1:n$)、多对多联系($m:n$)三种联系方式。

● 一对一联系

设有实体集 A 和实体集 B,若 A 中的任意一个实体,在 B 中最多只有一个实体与之关联,反之,B 中的一个实体在 A 中也最多只有一个实体与之关联,则实体集 A 与 B 为一对一联系,记为 $1:1$。例如,医院的科室名称与科室代码两类实体集间就是一对一的联系。

● 一对多联系

设有实体集 A 和实体集 B,若 A 中的任意一个实体,在 B 中可有多个实体与之关联,反之,B 中的一个实体在 A 中最多只有一个实体与之关联,则实体集 A 与 B 为一对多联系,记为 $1:n$。例如,医院的科室与医生实体间,就是一对多的联系。

● 多对多联系

设有实体集 A 和实体集 B,若 A 中的任意一个实体,在 B 中可有多个实体与之关联,反之,B 中的一个实体,在 A 中也有多个实体与之关联,则实体集 A 与 B 为多对多联系,记为 $m:n$。例如,医生和患者两类实体间,就是多对多的联系。

(2) E-R 模型设计方法

E-R 模型作为数据库概念设计的一种重要工具,是利用一组图形符号描述现实世界实体以及实体间联系的方法。作为设计人员和用户之间的共同语言,能够有力地对现实世界进行抽象与描述。因此,在实际中,有着非常广泛的应用。

E-R 模型在进行现实世界的描述时,用到的图形符号及代表的含义如下。

1）矩形 ▭ :表示实体,框中填写实体名。

2）椭圆形 ⬭ :表示属性,框中填写属性名,并在关键属性下加下画线。

3）菱形 ◇ :表示实体间的联系,框中填写联系名,同时在无向边旁标上联系的类型。

4）无向边——— :连接以上三种图形。

实体、属性及联系称为 E-R 模型的三要素。三要素间,通过无向边进行连接。同时,对于实体的关键属性,需在该属性下添加下画线进行说明。例如,医院住院数据库中,病人的 E-R 图可用图 5.15 表示。

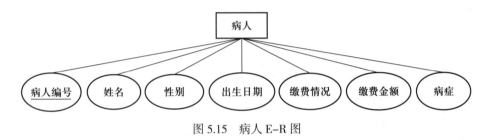

图 5.15　病人 E-R 图

另外,实体间有联系时,需要在连线的两端标明联系的类型。如在医院住院数据库中,医生与病人间的关系,由于一个医生可为若干患者诊治,而每个病人也常需要不同的医生为其进行会诊等。因此,医生与病人间为多对多的关系。在 E-R 图中可用图 5.16 表示。

具体设计过程如下。

1）确定数据库存储的对象,即实体。

2）选择实体集应包含的属性。

3）确定实体集之间的联系。

4）确定实体集的关键字,用下画线在关键字上标识。

5）确定联系的类型。

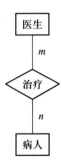

图 5.16　医生与患者间的关系

2. 基于范式的关系数据库设计方法

基于范式的数据库设计方法是数据库规范化设计中,进行数据模式优化时最为常用的方法之一。

范式（normal forms,NF）指符合某一种级别的关系模式的集合,是构造数据库时必须遵循的规则。目前关系数据库共有 6 种范式:第一范式（1NF）、第二范式（2NF）、第三范式（3NF）、BC 范式（BCNF）、第四范式（4NF）和第五范式（5NF）。范式级别越高,对数据库的规范要求越严格。各范式间的关系如图 5.17 所示。

数据库规范化的程度越高,越能够减少数据冗余和操作异常。但需要注意的是,不是规范化程度越高越好。规范化程度越高,分解后形成的关系也相对越多,在实际使用中,将会导致查询效率降低。因此,对一个具体应用来说,到底规范化进行到什么程度,这要求数据库设计人员要充分了解数据库未来应用的情况,权衡利弊,选用较合适的规范化程度。一般情况下,规范到第三范式(3NF)即可。

对于低一级范式的关系模式,可通过模式分解(schema decomposition)转换为若干个高一级范式的关系模式的集合,这个过程称为规范化(normalization)。

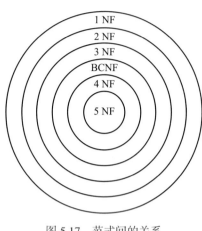

图 5.17　范式间的关系

下面,举例介绍第一范式(1NF)、第二范式(2NF)和第三范式(3NF)

● 第一范式(1NF)

1NF 指数据库表的每一列都是不可分割的基本数据项,同一列中不能有多个值,即对于关系模式 R,其中的任一属性值都是不可再分的原子值(atomic value),那么称 R 是属于第一范式的模式。简言之,第一范式就是无重复的列。

如表 5.1 所示的病人一般项目检查表,其中"一般检查项目"属性取值出现三个值,因此,就不符合 1NF 的要求。需要对表 5.1 重新设计,如表 5.2 所示。

表 5.1　病人一般项目检查表

姓名	病人编号	性别	年龄	一般体检项目		
				身高 /cm	体重 /kg	血压
张天	0001	女	35	160	55	120/65
常军	0002	男	40	176	77	130/80

表 5.2　病人一般项目检查表

姓名	病人编号	性别	年龄	身高 /cm	体重 /kg	血压
张天	0001	女	35	160	55	120/65
常军	0002	男	40	176	77	130/80

在任何一个关系数据库中,第一范式(1NF)是对关系模式的基本要求,不满足第一范式(1NF)的数据库就不是关系数据库。

● 第二范式(2NF)

第二范式(2NF)是在第一范式(1NF)的基础上建立起来的,若关系模式 R 属于 1NF,并且每一个非主属性都完全函数依赖于任何一个候选码(候选关键字),则 R 属于 2NF。

第二范式(2NF)要求实体的属性完全依赖于主关键字。所谓完全依赖是指不能存在仅依赖主关键字一部分的属性。如果存在,那么这个属性和主关键字的这一部分应该分离出来形成一个新的实体,新实体与原实体之间是一对多的关系。为实现区分通常需要为表加上一个列,以存储各个实例的唯一标识。

简而言之,第二范式就是非主属性完全依赖于主关键字。如,有关系模式:病人检查项目(姓名,病人编号,年龄,性别,检查项目,体检结果),具体数据如表5.3所示。

表5.3 病人检查项目

姓名	病人编号	年龄	性别	检查项目	体检结果
张天	0001	35	女	腹部超声	形态正常
常军	0002	40	男	血压	正常
张天	0001	35	女	血糖	正常

该关系模式的关键字为(病人编号,检查项目),由于存在部分依赖,如:病人编号→姓名,病人编号→年龄,病人编号→性别。因此,不能满足第二范式的要求。在使用中会存在数据冗余,插入异常及删除异常等诸多问题。如,某个病人做了多个检查,那么在表5.3中,他的姓名、年龄、性别都会重复出现,造成数据冗余。如果需要在表中增加一例新患者的基本信息,由于这例患者此前未做过检查,因而无法添加。此外,如果某个患者的检查项目有误需要删除,那么删除该项后,整个元组的其他信息也被删除了。

因此,可对该关系模式分解为以下两个关系模式。

1)病人基本信息(姓名,病人编号,年龄,性别)。

2)病人检查表(病人编号,检查项目,检查结果)。

● 第三范式(3NF)

关系模式 R<U,F> 中若不存在这样的码 X、属性组 Y 及非主属性 Z(Z(强制依赖)Y),使得 X→Y,Y→Z 成立,Y→X 不成立,则称 R<U,F> ∈ 3NF。

例如,有关系模式:医生信息(医生编号、姓名、性别、职称、科室编号、科室电话),该关系模式的码为医生编号,由于存在以下依赖关系:

医生编号→科室编号(科室编号↛医生编号),科室编号→科室电话,因此,存在函数传递关系:医生编号$\xrightarrow{传递}$科室电话,则该关系模式不满足第三范式。

该关系在使用中,依然存在数据的冗余、数据的插入、删除等异常问题。如,医院新成立一个科室,该科室由于暂未分配职工,因此,导致该科室的信息无法插入数据表。

可通过模式分解,将上述关系模式分解为以下两个关系模式:

1)医生基本信息(医生编号、姓名、性别、职称、科室编号)。

2)医院科室(科室编号、科室名称、科室电话)。

5.5.4　医学数据库设计案例——医院住院数据库的设计

1. 需求分析

医院信息管理系统是现代化医院运营的必要技术和基础设施,对于提高医院的工作效率,改进医院服务质量具有重要作用。从应用需求的角度出发,医生和病人可以通过医院住院信息系统方便快捷地搜索相关住院信息,并且实现从住院、治疗到出院的全过程精确管理与监控,其核心是对住院信息的管理。

根据应用需求,确定该住院信息系统涉及的实体及属性如下。

- 医生:姓名,性别,职称,科室,医生工号;
- 病人:病人编号,姓名,性别,出生日期,缴费情况,缴费金额,病症;
- 病房:病房号,床位号,所属科室名;
- 医生和患者之间的关系是治疗关系;
- 病人与病房是入住关系。

2. 概念设计

经过上面对医生和患者的分析,利用 E-R 图形对该数据库进行概念设计,如图 5.18 所示。

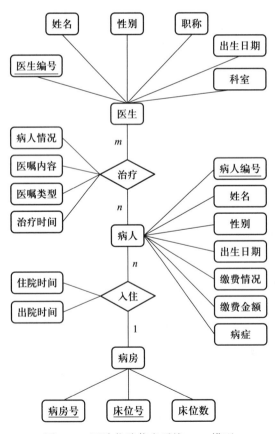

图 5.18　医院住院信息系统 E-R 模型

3. 逻辑设计

逻辑设计的任务即是将设计的 E-R 模型转化为某种数据库管理系统支持的数据模型。本案例是将第二阶段设计好的 E-R 图转化为关系模式,并依据规范化理论,进行优化设计,形成最优关系数据模式。

E-R 模型向关系模式的转换,一般按下面的原则进行。

(1) 一个实体转换为一个关系模式

实体名就是关系名,实体的属性就是关系的属性,实体的码就是关系的码。

(2) 一个联系转换为一个关系模式

联系名作为对应的关系名;联系本身的属性、联系所连接的实体的码都转换为关系的属性;关系的码根据联系的类型有所不同。

- 1 : 1 联系:两端实体的码都可以作为关系的码。
- 1 : n 联系:将 n 端的码作为关系的码。
- m : n 联系:将两端实体的码的组合作为关系的码。

根据 E-R 模型向关系模式的转换方法,转换后的关系模式如下所示。

医生表(医生工号,姓名,性别,出生日期,职称,科室)

病人表(病人编号,姓名,性别,出生日期,缴费情况,缴费金额,病症)

病房表(病房号,床位号,床位数)

治疗表(医生编号,病人编号,病人情况,医嘱类型,医嘱内容,治疗时间)

入住表(病人编号,病房号,床位号,住院时间,出院时间)

确定函数依赖、属于第几范式:

医生表:医生工号→姓名,医生工号→性别,医生工号→出生日期,医生工号→职称,医生工号→科室,没有传递依赖,没有部分依赖,则此范式属于第三范式。

病人表:病人编号→姓名,病人编号→性别,病人编号→出生日期,病人编号→缴费情况,病人编号→缴费金额,病人编号→病症,没有传递依赖,没有部分依赖,则此范式属于第三范式。

病房表:(病房号,床位号)→床位数,没有传递依赖,没有部分依赖,则此范式属于第三范式。

治疗表:(医生编号,病人编号)→病人情况,(医生编号,病人编号)→医嘱类型,(医生编号,病人编号)→遗嘱内容,(医生编号,病人编号)→治疗时间,没有传递依赖,没有部分依赖,则此范式属于第三范式。

入住表:(病人编号,病房号,床位号)→住院时间,(病人编号,病房号,床位号)→出院时间,有传递依赖,没有部分依赖,则此范式属于第三范式。

4. 物理结构设计

医院住院信息数据库设计中所涉及的表有医生信息表 doctor,病人信息表 patient,病房信息表 sickroom,治疗情况信息表 curecondition,入住信息表 intake,如表 5.4~表 5.8 所示。

表 5.4　doctor 表

列名	数据类型	宽度	允许空值	说明	列名含义
Did	char	10	否	主键	工号
Dname	char	16	否	—	姓名
Dsex	char	1	是	男或女	性别
Dbirth	datetime	—	是	—	出生日期
Title	char	10	是	—	职称
Office	char	10	是	—	科室

表 5.5　patient 表

列名	数据类型	宽度	允许空值	说明	列名含义
Pid	char	8	否	主键	病人编号
Pname	char	16	否	—	姓名
Psex	char	1	是	—	性别
Pbirth	datetime	—	是	—	出生日期
Pmon	text	—	是	—	缴费情况
Pmoney	float	—	是	—	缴费金额
Illness	text	—	是	—	病症

表 5.6　sickroom 表

列名	数据类型	宽度	允许空值	说明	列名含义
Sid	char	10	否	主键	病房号
Sroomid	int	—	否	主键	床位号
Snum	char	10	是	—	床位数

表 5.7　curecondition 表

列名	数据类型	宽度	允许空值	说明	列名含义
Did	char	10	否	主键 外键	医生编号
Pid	char	10	否	主键 外键	病人住院号
Pcondition	text	—	是	—	病情
Ordertype	text	—	是	—	医嘱类型
Mcontent	text	—	是	—	医嘱内容
Curetime	datetime	—	是	—	治疗时间

表 5.8 intake 表

列名	数据类型	宽度	允许空值	说明	列名含义
Pid	char	10	否	主键 外键	病人编号
Sid	char	10	否	主键 外键	病房号
Sroomid	int	—	否	主键 外键	病床号
intaketime	datetime	—	是	—	入住时间
Outtime	datetime	—	是	—	出院时间

5. 数据库实施

医院住院信息数据库物理结构设计完成之后,就要用 DBMS 提供的数据定义语言和其他实用程序将数据库逻辑设计和物理设计结果严格描述出来,成为 DBMS 可以接受的源代码,再经过调试产生目标文件。本例使用 PostgreSQL,通过 SQL 语句创建数据库及以上 5 个表,如表5.9~表 5.13 所示。

表 5.9 Doctor 表

工号	姓名	性别	出生日期	职称	科室
1000000001	郝海为	男	1962/12/8	主任医师	泌尿外科
1000000002	李勤	男	1991/5/2	副主任医师	眼科
1000000003	李丽	女	1992/8/7	主任医师	皮肤科
1000000004	刘虹	女	1988/5/16	主任医师	内分泌科
1000000005	荣飞	女	1989/11/20	主治医师	消化内科
1000000006	韩文	男	1990/7/7	副主任医师	内分泌科
1000000007	王晶	女	1986/5/4	副主任医师	消化内科
1000000008	常军	男	1988/1/21	副主任医师	皮肤科

表 5.10 patient 表

病人编号	病症	姓名	性别	出生日期	缴费情况	缴费金额
11111111	肝癌	柳云	女	1990/1/1	已缴	1 500
11111112	乳腺癌	汪明	男	1976/5/8	未缴	1 200
11111113	肺结核	刘俊	男	1989/9/5	已缴	508
11111114	前列腺炎	郑钧	男	1977/12/4	已缴	560
11111115	银屑病	张晓	男	1996/5/9	未缴	491
11111116	甲亢	张天	女	1995/4/27	已缴	687

表 5.11　sickroom 表

病房号	床位号	床位数
101	1	4
101	2	4
101	3	4
101	4	4
102	1	4
102	2	4
102	3	4

表 5.12　curecondition 表

医生编号	病人编号	病人情况	医嘱类型	医嘱内容	治疗时间
1000000002	11111111	肝癌	长期	降钙素原,开塞露 40 mg...	2019/5/9
1000000002	11111112	乳腺癌	临时	苯丙酸诺龙 100 mg ...	2019/5/11
1000000004	11111113	肺结核	备用	服用抗结核药物及保 ...	2019/5/20
1000000001	11111114	前列腺炎	长期	前列回春片和使用前 ...	2019/6/1
1000000009	11111115	银屑病	长期	药物治疗	2019/6/4

表 5.13　sickroom 表

病人编号	病房号	病床号	入住时间	出院时间
11111111	102	1	2019/5/9	2019/5/15
11111112	102	2	2019/5/11	2019/5/16
11111113	102	3	2019/5/20	2019/5/28
11111114	102	4	2019/6/1	2019/6/10
11111115	101	1	2019/6/4	2019/6/16
11111116	101	2	2019/6/15	2019/6/19

实体间的关系如图 5.19 所示。

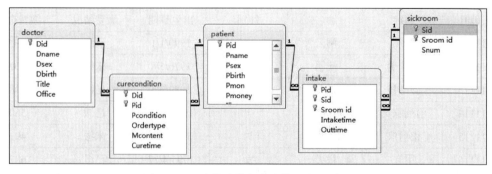

图 5.19　医院住院数据库实体之间的关系

5.6　本章小结

本章从数据库的处理对象,数据及医学数据的特点着手,介绍了数据库系统的基本概念及组成,包括数据库的概念,数据库管理系统以及数据库系统,数据思维在数据管理中的应用——数据模型,以及数据库系统各组成部分的基本功能;并就医学生常用的数据库进行了介绍。在此基础上,通过案例驱动的方式,以医学所熟悉的一个数据库应用场景——医院住院信息系统数据库的设计为例,介绍了如何进行医学数据库的设计。

数据库设计过程有六个阶段,每个阶段都有明确的任务和适用的方法。设计数据库要具备很多相关的理论知识,对这些知识的学习和理解需要有一个循序渐进的过程,也需要在数据库设计实践活动中不断实践—学习—实践,以达到积累丰富、领会深入和应用灵活的境地。

5.7　习题

1. 选择题

(1) 数据库系统的核心是(　　　)。

A. 数据库　　　　　　　B. 数据库管理系统　　　　C. 操作系统　　　　　　D. 文件

(2) 下列四项中,不属于数据库系统特点的是(　　　)。

A. 数据共享　　　　　　B. 数据完整性　　　　　　C. 数据冗余度高　　　　D. 数据独立性高

(3) 数据库(DB)、数据库系统(DBS)和数据库管理系统(DBMS)之间的关系是(　　　)。

A. DBS 包括 DB 和 DBMS　　　　　　　　　B. DBMS 包括 DB 和 DBS

C. DB 包括 DBS 和 DBMS　　　　　　　　　D. DBS 就是 DB,也就是 DBMS

(4) 数据库系统是由若干部分组成的。下列属于数据库系统组成部分的是(　　　)。

A. 数据库　　　　　　　B. 操作系统　　　　　　　C. 应用程序　　　　　　D. 数据库管理系统

2. 简答题

(1) 简述数据库、数据库管理系统和数据库系统的概念。

(2) 数据库系统由哪几部分组成,每一部分在数据库系统中的作用大致是什么?

(3) 什么是范式? 关系规范化的目的是什么? 如何进行关系规范化?

(4) 数据库设计常用的方法有哪些?

(5) 数据库设计有哪些过程? 它们的主要任务是什么?

第 **6** 章

结构化查询语言

结构化查询语言（structured query language，SQL），最初由美国计算机科学家 Donald D. Chamberlin 和 Raymond F. Boyce 于 1974 年提出，首先在 IBM 公司的关系数据库系统 System R 上实现，称为结构化英语查询语言（structured English query language，SEQUEL）。由于它功能丰富、方便灵活、简洁易学而快速被广泛接受。1980 年被美国国家标准局（ANSI）确定为关系数据库语言的标准，并更名为 SQL。

只要是基于关系数据库模型的数据库管理系统（例如 Oracle、SQL Server、MySQL、PostgreSQL、Access 等）都可以利用 SQL 进行操作，既可以在数据库管理系统中书写 SQL 语句直接对数据库进行操作，也可以在程序设计语言中利用 SQL 访问数据库进行操作。SQL 从功能上可以分为三部分：数据定义、数据操纵和数据控制。

（1）SQL 数据定义功能：主要用于创建数据库和表，改变数据表的结构、数据类型、表间的连接和约束等初始化工作。涉及的语句主要有 CREATE、ALTER、DROP 等。初学者可以利用数据库管理系统自带的可视化工具，以图形化界面的方式完成这部分工作，通常商业软件首次安装完毕时，进行数据库环境初始化设置时才会调用这部分语句。

（2）SQL 数据操纵功能：主要指数据查询、插入、删除和修改等功能。它是 SQL 中最重要、使用最频繁的部分。涉及的语句主要有 SELECT、INSERT、DELETE、UPDATE 等。

（3）SQL 数据控制功能：主要指对用户在数据库中进行的数据访问控制，可以用于创建和用户访问相关的对象、控制用户权限的分配等。例如 GRANT、REVOKE 语句，功能为授予或者删除某个安全权限。

本章主要介绍数据操纵功能中 SELECT、INSERT、DELETE、UPDATE 四个语句的功能。

6.1 素材数据库的结构

本章学习 SQL 语句，以实际案例帮助读者熟悉数据操纵语言，采用 Access 数据库环境（2010 及以上版本均可）。下面示例中使用的数据库"学生.accdb"有五个表（学生信息、职务信息、师生关系、教师信息、志愿者服务记录）和一个视图（成绩视图）。

学生信息表的结构如表 6.1 所示，表中的原始数据如图 6.1 所示；"职务信息"表的结构如表 6.2 所示,表中的原始数据如图 6.2 所示;两个表之间的关系通过职务信息表中的字段"PositionNo"和学生信息表中的字段"PositionNo"建立一对多的关系,并"实施参照完整性"。

在 SQL 语法中出现的"视图(View)",在 Access 中是没有的(更高级的 SQL Server 等数据库中有),取而代之的是被命名保存的"查询"。为了和通用的 SQL 语法相一致,在此依然称 Access 中被保存的"查询"为"视图"。"成绩视图"由学生信息表中的"StuID""StuName""Major +ClassNo + '班'""Score"四列构成,组合列的新列名为"Class",结果如图 6.3 所示。

表 6.1　学生信息表的结构

编号	字段名	含义	数据类型	字段大小	是否主键	允许为空	索引
1	StuID	学号	短文本	9	是	否	有(无重复)
2	StuName	姓名	短文本	4	否	否	无
3	Sex	性别	短文本	1	否	否	无
4	Birthday	出生日期	日期 / 时间		否	否	无
5	ClassNo	班级编号	短文本	2	否	是	无
6	Major	专业	短文本	10	否	是	无
7	College	学院	短文本	6	否	是	无
8	PositionNo	职务编号	数字	长整型	否	是	无
9	Score	成绩	数字	字节	否	是	有(有重复)

图 6.1　学生信息表

表 6.2　职务信息表的结构

编号	字段名	含义	数据类型	字段大小	是否主键	允许为空	索引
1	PositionNo	职务编号	自动编号	长整型	是	否	有(无重复)
2	Position	职务	短文本	15	否	否	无

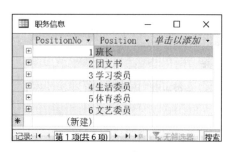

图 6.2　职务信息表

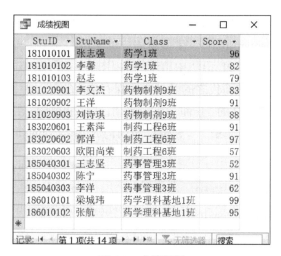

图 6.3　成绩视图

本章的 SQL 语句可以直接在 Access(2010 及以上版本均可)环境中录入并运行,操作步骤如下。

1) 双击数据库"学生.accdb"用 Access 打开,在"创建"选项卡下的"查询"组中单击"查询设计",如图 6.4 所示。

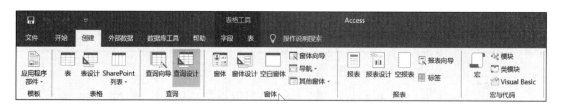

图 6.4　选择"查询设计"

2) 单击"显示表"对话框中的"关闭"按钮,从上下文选项卡"查询工具"中选择"SQL 视图",如图 6.5 所示。

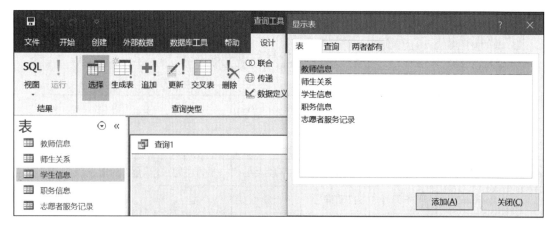

图 6.5　选择"SQL 视图"

3) 在弹出的"查询 1"对话框中,输入相应的 SQL 语句,完毕在"设计"选项卡中单击"运行",如图 6.6 所示,即可执行该 SQL 语句并显示查询结果。在"视图"下拉菜单中选择"SQL 视图"又可以返回到运行前录入的 SQL 语句状态,以便于进一步修改完善相应的 SQL 语句。

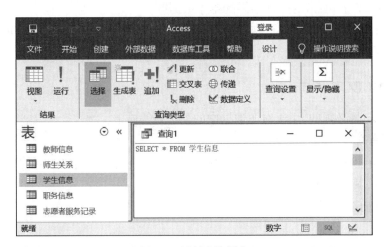

图 6.6　运行查询语句

6.2　SELECT 查询

在数据库应用中,最重要的操作就是查询,它是 SQL 语言中的核心。使用 SELECT 语句可以让用户以不同的形式查看数据,查询结果与这些数据在原始数据库中的存放无关。

6.2.1　SELECT 语句的语法格式

SELECT 语句的功能是从数据库中检索指定的行和列,并按照指定的形式返回给用户。SELECT 语句的基本语法格式为:

SELECT〔ALL|DISTINCT〕〔TOP n〔PERCENT〕〕select_list
〔INTO new_table〕
FROM table_source
〔WHERE search_condition〕
〔GROUP BY group_by_condition〕
〔HAVING search_condition〕
〔ORDER BY order_expression〔ASC|DESC〕〕
每个子句的功能如下。
1) SELECT 子句:指定从数据源中挑选出哪些列,对列进行筛选。
2) INTO 子句:将查询结果放入一个新表中。
3) FROM 子句:指明此次查询操作的数据来源。

4）WHERE 子句：指定从数据源中挑选出哪些行，对行进行筛选。

5）GROUP BY 子句：对查询结果中的数据按照什么字段进行分组。

6）HAVING 子句：为分组统计进一步设置条件，与 GROUP BY 一起使用。

7）ORDER BY 子句：指定查询结果的排序依据。

完整的 SELECT 语句除了以上内容还有其他子句（例如 WITH 子句、OPTION 子句等），由于使用频率较低，本书不再讨论。

6.2.2　SELECT 子句

SELECT 子句是必须的，用于对源数据中的列进行筛选。

1. 返回所有列

将 select_list 书写为一个星号（*），表示返回所有列，而且查询结果中列的顺序保持源数据中列的顺序不变，某次的运行结果如图 6.7 所示。

SELECT * FROM 学生信息

查询1

StuID	StuName	Sex	Birthday	ClassNo	Major	College	PositionNo	Score
181010101	张志强	男	1999/06/15	1	药学	药学院	2	96
181010102	李馨	女	1998/12/30	1	药学	药学院		82
181010103	赵志	男	2000/09/09	1	药学	药学院	4	79
181020901	李文杰	女	2000/06/24	9	药物制剂	药学院	2	83
181020902	王洋	男	2001/01/21	9	药物制剂	药学院	1	91
181020903	刘诗琪	女	2000/10/19	9	药物制剂	药学院	3	88
183020601	王素萍	女	1999/10/23	6	制药工程	制药工程学院	1	91
183020602	郭洋	女	2000/02/05	6	制药工程	制药工程学院	3	97
183020603	欧阳尚荣	女	2000/09/18	6	制药工程	制药工程学院		57
185040301	王志坚	女	2002/01/05	3	药事管理	工商管理学院		52
185040302	陈宁	女	2000/06/21	3	药事管理	工商管理学院	1	91
185040303	李洋	男	2000/12/31	3	药事管理	工商管理学院	4	62
186010101	梁城玮	男	2000/01/01	1	药学理科基地	无涯学院	1	99
186010102	张航	男	1999/09/18	1	药学理科基地	无涯学院		95

记录: 第 1 项(共 14 项　无筛选器　搜索

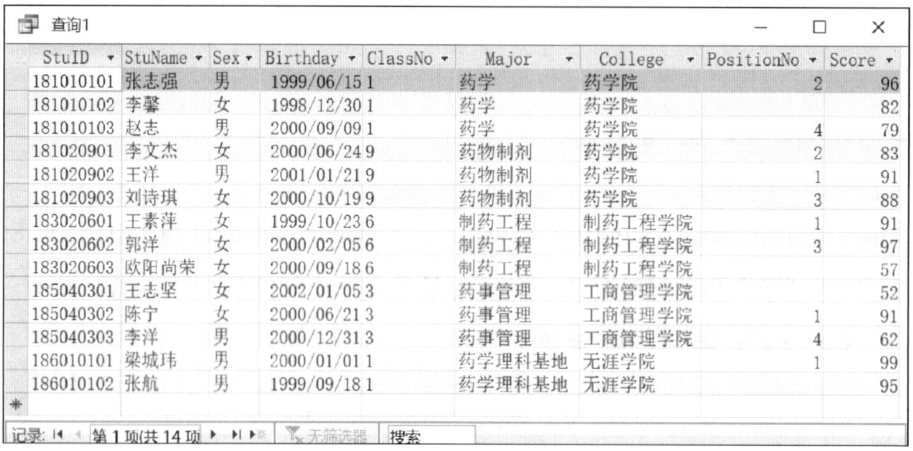

图 6.7　选择所有列

说明：SQL 语句中的关键词不区分大小写，写为“select * from 学生信息”，运行结果是一样的。为了凸显关键词，通常将关键词大写（或首字母大写）。“SELECT *”通常用于快速查看表的结构，或对表的字段名无法确切记忆时。

2. 返回指定的列

1）将 select_list 替换为用逗号分隔的字段名列表，可以实现对列（字段）的筛选。以下两个查询语句的运行结果如图 6.8 所示。由此可见，select_list 不但可以对列进行筛选，而且还可以调整列的显示顺序，从而使得检索结果集（用户视图）中列的顺序与数据库中实际的物理顺序无关。

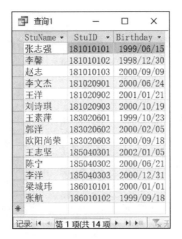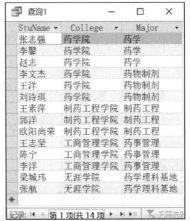

图 6.8   返回指定的列

SELECT StuName,StuID,Birthday FROM 学生信息

SELECT StuName,College,Major FROM 学生信息

2）通过 select_list 可以实现字段的组合运算，下面查询语句的结果集如图 6.9 所示，但此时新的组合字段没有列标题。

SELECT StuName,StuID,College + Major + ClassNo + ' 班 ' FROM 学生信息

3）通过 select_list 可以为原有的字段指定新的列标题，也可以为上面新组合的字段命名，方法是"字段 AS 新列标题"。下面查询语句的运行结果如图 6.10 所示。当 SELECT 语句很长时，可以将每个子句单独一行书写。

StuName	StuID	Expr1002
张志强	181010101	药学院药学1班
李馨	181010102	药学院药学1班
赵志	181010103	药学院药学1班
李文杰	181020901	药学院药物制剂9班
王洋	181020902	药学院药物制剂9班
刘诗琪	181020903	药学院药物制剂9班
王素萍	183020601	制药工程学院制药工程6班
郭洋	183020602	制药工程学院制药工程6班
欧阳尚荣	183020603	制药工程学院制药工程6班
王志坚	185040301	工商管理学院药事管理3班
陈宁	185040302	工商管理学院药事管理3班
李洋	185040303	工商管理学院药事管理3班
梁城玮	186010101	无涯学院药学理科基地1班
张航	186010102	无涯学院药学理科基地1班

图 6.9   组合列操作

姓名	学号	班级
张志强	181010101	药学院药学1班
李馨	181010102	药学院药学1班
赵志	181010103	药学院药学1班
李文杰	181020901	药学院药物制剂9班
王洋	181020902	药学院药物制剂9班
刘诗琪	181020903	药学院药物制剂9班
王素萍	183020601	制药工程学院制药工程6班
郭洋	183020602	制药工程学院制药工程6班
欧阳尚荣	183020603	制药工程学院制药工程6班
王志坚	185040301	工商管理学院药事管理3班
陈宁	185040302	工商管理学院药事管理3班
李洋	185040303	工商管理学院药事管理3班
梁城玮	186010101	无涯学院药学理科基地1班
张航	186010102	无涯学院药学理科基地1班

图 6.10   为原有字段重新命名

SELECT StuName AS 姓名,StuID AS 学号,College + Major + ClassNo + ' 班 ' AS 班级

FROM 学生信息

素材数据库中的视图"成绩视图"采用的查询语句如下：

SELECT StuID,StuName,Major + ClassNo + ' 班 ' AS Class,Score FROM 学生信息

6.2.3　FROM 子句

FROM 子句是必须的,用于指定查询操作的数据源。数据源既可以是数据表也可以是视图。视图是从一个或几个基本表(或其他视图)中导出的虚拟表。在数据库中仅存放视图的定义。视图的本质为事先定义好的、被命名了的查询操作,可以通过视图名称直接调用该查询。从而提升了编程的效率,为不同的用户需求提供了不同的数据结构,展示给用户的数据结构和实际的数据结构无关。

前面的例子都来自学生信息表,下面的查询来自成绩视图,查询结果如图 6.11 所示。

SELECT StuName,StuID,Class FROM 成绩视图

图 6.11　从成绩视图中查询

6.2.4　WHERE 子句

WHERE 子句是可选的,但它是查询语句中非常重要的一个子句。WHERE 子句可以指定一系列搜索条件,只有满足搜索条件的行才用来构造结果集,也就是对数据集中的行进行筛选。

WHERE 子句中通常采用关系运算符、逻辑运算符等构造搜索条件,如表 6.3 所示。

表 6.3　WHERE 子句中使用的运算符

运算符类型	运算符	说明
关系运算符	>、>=、<、<=、=、<>	表达式间比较,包括数值、字符、日期
逻辑运算符	AND、OR、NOT	对表达式进行与、或、非运算
范围运算符	BETWEEN、NOT BETWEEN	是否在范围内
列表运算符	IN、NOT IN	是否属于列表值之一
模糊匹配符	LIKE、NOT LIKE	对字符串进行模糊匹配
空值运算符	IS NULL、NOT IS NULL	查询值是否为空

1. 关系运算符

返回学生信息表中成绩大于等于 90 的记录,查询语句如下,结果如图 6.12 所示。

SELECT * FROM 学生信息 WHERE Score>=90

图 6.12　利用关系运算符构建搜索条件

148

2. 逻辑运算符

返回学生信息表中性别为女,并且成绩大于等于 90 的记录,查询语句如下,结果如图 6.13 所示。

SELECT * FROM 学生信息 WHERE (Sex = ' 女 ') AND (Score> = 90)

StuID	StuName	Sex	Birthday	ClassNo	Major	College	PositionNo	Score
183020601	王素萍	女	1999/10/23	6	制药工程	制药工程学院	1	91
183020602	郭洋	女	2000/02/05	6	制药工程	制药工程学院	3	97
185040302	陈宁	女	2000/06/21	3	药事管理	工商管理学院	1	91
*								

图 6.13 利用逻辑运算符构建搜索条件

3. 范围运算符

返回学生信息表中需要老师关注的学生信息,成绩大于 90 的优秀生以及成绩小于 60 需要特殊关注的学生,查询语句如下,结果如图 6.14 所示。

SELECT * FROM 学生信息 WHERE Score NOT BETWEEN 60 AND 90

StuID	StuName	Sex	Birthday	ClassNo	Major	College	PositionNo	Score
181010101	张志强	男	1999/06/15	1	药学	药学院	2	96
181020902	王洋	男	2001/01/21	9	药物制剂	药学院	1	91
183020601	王素萍	女	1999/10/23	6	制药工程	制药工程学院	1	91
183020602	郭洋	女	2000/02/05	6	制药工程	制药工程学院	3	97
183020603	欧阳尚荣	女	2000/09/18	6	制药工程	制药工程学院		57
185040301	王志坚	男	2002/01/05	3	药事管理	工商管理学院		52
185040302	陈宁	女	2000/06/21	3	药事管理	工商管理学院	1	91
186010101	梁城玮	男	2000/01/01	1	药学理科基地	无涯学院	1	99
186010102	张航	男	1999/09/18	1	药学理科基地	无涯学院		95
*								

图 6.14 利用范围运算符构建搜索条件

这个查询也可以联合使用关系运算符和逻辑运算符实现,结果同上。建议采用逻辑运算符,因为边界的控制更加精准(>、> = 、<、< =)。

SELECT * FROM 学生信息 WHERE (Score>90) OR (Score<60)

4. 列表运算符

当筛选条件是不连续的一组枚举型数值时,采用列表运算符(IN、NOT IN)比较方便。下面查询语句的功能是返回专业是"药学"和"制药工程"的记录,结果如图 6.15 所示。列表中的数据如果是数值型就直接书写,如果是字符型需要用单引号括起来。

SELECT * FROM 学生信息 WHERE Major IN (' 药学 ',' 制药工程 ')

StuID	StuName	Sex	Birthday	ClassNo	Major	College	PositionNo	Score
181010101	张志强	男	1999/06/15	1	药学	药学院	2	96
181010102	李馨	女	1998/12/30	1	药学	药学院		82
181010103	赵志	男	2000/09/09	1	药学	药学院	4	79
183020601	王素萍	女	1999/10/23	6	制药工程	制药工程学院	1	91
183020602	郭洋	女	2000/02/05	6	制药工程	制药工程学院	3	97
183020603	欧阳尚荣	女	2000/09/18	6	制药工程	制药工程学院		57
*								

图 6.15 利用列表运算符构建搜索条件

5. 模糊匹配符

模糊匹配符包括 LIKE 和 NOT LIKE,用于搜索与指定模式匹配的值。指定的模式通常由 4 种通配符组成,如表 6.4 所示。通配符的使用方法详解如表 6.5 所示。

表 6.4 通 配 符

通配符	含义
?	任意单个字符,有些语言环境中用下画线(_)
*	任意多个(含 0 个)字符构成的字符串,有些语言中用 %
[ ]	指定范围(例如[a–d]或[abcd])内的任意单个字符
[!]	指定范围(例如[a–d]或[abcd])以外的任意单个字符,有的语言中用^

表 6.5 通配符的使用方法详解

举例	含义
LIKE '? 学 '	可以匹配"药学",不匹配"中药学"和"药学院"
LIKE '? 学 ?'	匹配"药学院",不匹配"中药学院"
LIKE '* 学 '	同时匹配"药学"和"中药学",不匹配"药学院"
LIKE '* 学 *'	同时匹配"药学""药学院""中药学""中药学院"
LIKE '[张王李赵]洋 '	匹配张、王、李、赵四个姓氏中单字名"洋"的人
LIKE '[!张王李赵]洋 '	匹配张、王、李、赵四个姓氏以外单字名"洋"的人
LIKE '[张王李赵]志 *'	匹配张、王、李、赵四个姓氏中第二个字为"志"的

药学院某学生名字是"洋",姓氏为张、王、李、赵中的一个。利用下面的 SQL 语句查找可知要找的人是"王洋",如图 6.16 所示。模糊查询的结果可能不唯一,但可以筛选出满足条件的少量候选项供进一步查找。

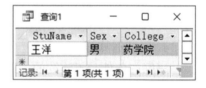

图 6.16 利用通配符进行模糊查找

SELECT StuName,Major FROM 学生信息
WHERE StuName LIKE '[张王李赵]洋 ' AND Sex='男 ' AND College='药学院 '

6. 空值运算符

没有输入任何值的字段就是空值,例如,职务、奖惩字段大部分同学都是空值,对于选修课没有选这门课的同学成绩为空值而不是 0 分等。对于空值可以利用 IS NULL 和 IS NOT NULL 进行判断。下面查询语句的功能是检索出全部有职务同学的信息,结果如图 6.17 所示。

SELECT * FROM 学生信息 WHERE PositionNo IS NOT NULL

StuID	StuName	Sex	Birthday	ClassNo	Major	College	PositionNo	Score
181010101	张志强	男	1999/06/15	1	药学	药学院	2	96
181010103	赵志	男	2000/09/09	1	药学	药学院	4	79
181020901	李文杰	女	2000/06/24	9	药物制剂	药学院	2	83
181020902	王洋	男	2001/01/21	9	药物制剂	药学院	1	91
181020903	刘诗琪	女	2000/10/19	9	药物制剂	药学院	3	88
183020601	王素萍	女	1999/10/23	6	制药工程	制药工程学院	1	91
183020602	郭洋	女	2000/02/05	6	制药工程	制药工程学院	3	97
185040302	陈宁	女	2000/06/21	3	药事管理	工商管理学院	1	91
185040303	李洋	男	2000/12/31	3	药事管理	工商管理学院	4	62
186010101	梁城玮	男	2000/01/01	1	药学理科基地	无涯学院	1	99

图 6.17　利用空值运算符进行模糊查找

6.2.5　ORDER BY 子句

当需要对查询的结果集排序时,应该在 SELECT 语句的后面使用 ORDER BY 子句。其中,order_expression 由一个或多个以逗号分隔的列名构成,列名的顺序就是排序的主次(先后)顺序,默认为升序,也可以指明升序(ASC)还是降序(DESC)。

下面查询语句的功能是返回由学号、姓名、性别、班级、专业、成绩构成的成绩列表,首先按性别升序排序,性别相同按成绩降序排序,查询结果如图 6.18 所示。

SELECT StuID,StuName,Sex,ClassNo,Major,Score

FROM 学生信息 ORDER BY Sex,Score DESC

StuID	StuName	Sex	ClassNo	Major	Score
186010101	梁城玮	男	1	药学理科基地	99
181010101	张志强	男	1	药学	96
186010102	张航	男	1	药学理科基地	95
181020902	王洋	男	9	药物制剂	91
181010103	赵志	男	1	药学	79
185040303	李洋	男	3	药事管理	62
183020602	郭洋	女	6	制药工程	97
185040302	陈宁	女	3	药事管理	91
183020601	王素萍	女	6	制药工程	91
181020903	刘诗琪	女	9	药物制剂	88
181020901	李文杰	女	9	药物制剂	83
181010102	李馨	女	1	药学	82
183020603	欧阳尚荣	女	6	制药工程	57
185040301	王志坚	女	3	药事管理	52

图 6.18　利用 ORDER BY 子句对查询的结果集排序

只能对短文本、数字、日期/时间、货币等类型的字段利用 ORDER BY 进行排序,而不能对长文本、OLE 对象等类型的字段排序。

6.2.6　SELECT 语句中的统计函数

在 SELECT 语句中可以利用统计函数对数值列进行统计分析,也可以和 GROUP BY 子句联合使用,实现数据的分类汇总。常见的统计函数如表 6.6 所示。

表 6.6 分类汇总中常用的统计函数

函数	功能
SUM(列名)	返回一个数字列的总和
AVG(列名)	返回一个数字列的平均值
MIN(列名)	返回指定列中的最小值(按相应的数据类型求最小值)
MAX(列名)	返回指定列中的最大值(按相应的数据类型求最大值)
COUNT(列名)	返回指定列中非空值数目

(1) 下面的 SQL 语句利用 SUM( ) 函数返回所有同学成绩的和并命名为"总分",结果如图 6.19 所示。

SELECT SUM(Score) AS 总分 FROM 学生信息

(2) 下面的 SQL 语句利用 AVG( ) 函数返回所有同学的平均分并保留两位小数,结果如图 6.20 所示。

SELECT ROUND(AVG(Score),2) AS 平均分 FROM 学生信息

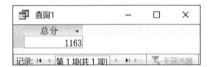

图 6.19 SUM 函数

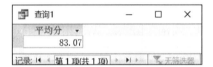

图 6.20 AVG 函数

6.2.7 GROUP BY 子句

在 SELECT 语句中,将 GROUP BY 子句和统计函数联合应用可以对数值列进行分类汇总分析。

(1) 下面的 SQL 语句可以同时返回男生的平均分和女生的平均分,以便于进行性别间的成绩对比分析,运行结果如图 6.21 所示。

SELECT Sex AS 性别,AVG(Score) AS 平均分

FROM 学生信息

GROUP BY Sex

(2) 下面的 SQL 语句可以按照学院对男女生的平均分进行对比分析,平均分保留 1 位小数,运行结果如图 6.22 所示。

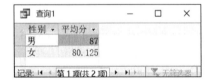

图 6.21 男女生平均分的比较

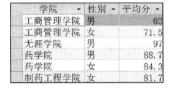

图 6.22 按学院对男女生平均分进行比较

SELECT College AS 学院,Sex AS 性别,ROUND(AVG(Score),1)AS 平均分

FROM 学生信息

GROUP BY College,Sex

说明:

① 在 GROUP BY 后面的列表中如果有 n 个字段,那么这 n 个字段中组合结果相同的记录(行)将会被集中计算,返回一个结果。第一个例子里只有 Sex 一个字段,因此返回所有男生的平均分和所有女生的平均分,第二个例子里有 College 和 Sex 两个字段,结果分别返回每个学院的男女生的平均分,如果想对每个学院每个专业的男女生平均分进行对比分析,需要写为 GROUP BY College,Major,Sex。

② 在 GROUP BY 后面的列表中必须包括 SELECT 后面所有非统计列(不是由统计函数计算得到的新列)的条目。也就是说,下面的 SELECT 语句是错误的,因为缺少非统计列 Sex。

SELECT College AS 学院,Sex AS 性别,AVG(Score)AS 平均分

FROM 学生信息

GROUP BY College

下面的 SELECT 语句是正确的,因为 AVG(Score) 和 MAX(Score) 都是统计列,只有 College 和 Sex 不是统计列,运行结果如图 6.23 所示。

SELECT College AS 学院,Sex AS 性别,AVG(Score)AS 平均分,MAX(Score)AS 最高分

FROM 学生信息

GROUP BY College,Sex

③ GROUP BY 后面列表的顺序就是显示结果的排序顺序。如果上面的例子中将 GROUP BY 子句修改为 GROUP BY Sex,College,则运行结果如图 6.24 所示。

学院	性别	平均分	最高分
工商管理学院	男	62	62
工商管理学院	女	71.5	91
无涯学院	男	97	99
药学院	男	88.66667	96
药学院	女	84.33333	88
制药工程学院	女	81.66667	97

图 6.23 按学院和性别对平均分和最高分进行统计

学院	性别	平均分	最高分
工商管理学院	男	62	62
无涯学院	男	97	99
药学院	男	88.66667	96
工商管理学院	女	71.5	91
药学院	女	84.33333	88
制药工程学院	女	81.66667	97

图 6.24 GROUP BY 列表的顺序

6.2.8 HAVING 子句

HAVING 子句的功能是为了对 GROUP BY 处理后的分组进行筛选,以便于决定是否显示。HAVING 和 WHERE 不同,WHERE 子句是在 GROUP 处理前对原始数据逐行进行筛选,而 HAVING 子句是在 GROUP 处理之后对每个分组的结果进行筛选。例如,下面 SELECT 语句的功能是对 2000 年 1 月 1 日(含)以后出生同学的成绩,按照学院和性别对平均分进行汇总,结果只显示平均分达到 80 的分组。有 HAVING 子句和没有 HAVING 子句的运行结果如图 6.25 所示,左侧为有 HAVING 子句,右侧为无 HAVING 子句的结果。

SELECT College AS 学院,Sex AS 性别,AVG(Score)AS 平均分

```
FROM 学生信息
WHERE Birthday> = #2000-1-1#
GROUP BY College,Sex
HAVING AVG(Score)> = 80
```

学院	性别	平均分
无涯学院	男	99
药学院	男	85
药学院	女	85.5

学院	性别	平均分
工商管理学院	男	62
工商管理学院	女	71.5
无涯学院	男	99
药学院	男	85
药学院	女	85.5
制药工程学院	女	77

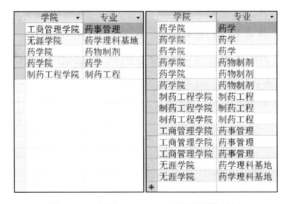

图 6.25　有无 HAVING 子句的对比

6.2.9　DISTINCT 关键字

DISTINCT 关键字位于 SELECT 关键字的后面，功能为将查询结果中完全重复的行进行删重处理只剩一个。当 DISTINCT 关键字省略时，系统默认按照 ALL 处理（不删重）。下面 SELECT 语句的功能是查询“学生信息表”中包含哪些学院，每个学院有哪些专业。图 6.26 为有 DISTINCT 关键字（左侧）和无 DISTINCT 关键词（右侧）的运行结果对比。通常在查询都有哪些学院、都有哪些专业、都有哪些职务等操作时需要使用 DISTINCT 关键词。

```
SELECT DISTINCT College AS 学院,Major AS 专业 FROM 学生信息
```

学院	专业
工商管理学院	药事管理
无涯学院	药学理科基地
药学院	药物制剂
药学院	药学
制药工程学院	制药工程

学院	专业
药学院	药学
药学院	药学
药学院	药学
药学院	药物制剂
药学院	药物制剂
药学院	药物制剂
制药工程学院	制药工程
制药工程学院	制药工程
制药工程学院	制药工程
工商管理学院	药事管理
工商管理学院	药事管理
工商管理学院	药事管理
无涯学院	药学理科基地
无涯学院	药学理科基地

图 6.26　有无 DISTINCT 关键词的对比

6.2.10　TOP 和 PERCENT 关键字

在实际工作中需要处理的数据表通常很大（有上百个字段、几百万甚至上亿行数据），有时我们只想返回前两行数据以便于了解表的结构（都有什么字段），或者只想返回成绩最高或最低 20% 的数据，这种情况下就需要使用 TOP n 或 TOP n PERCENT 关键字。TOP n 返回查询结果集中的前 n 条记录，TOP n PERCENT 返回查询结果集中的前 n% 的记录。

(1) 有 PERCENT 时 n 的取值范围是 0~100 的整数，无 PERCENT 时 n 的取值范围是 0~4,294,967,295 间的整数（4 个字节的无符号整数）。

(2) TOP 和 PERCENT 关键字一定要配合 ORDER BY 子句,否则显示的结果行不可预知。

(3) 在 SQL 通用语法中,当 TOP n 或 TOP n PERCENT 的最后一条记录存在重复项时,例如按成绩排名第五六七名成绩相同即并列第 5 名时 TOP 5、TOP 6 都属于这种情况,WITH TIES 关键字可以把所有满足该条件的行全部返回。但是在 ACCESS 自身运行环境中不支持 WITH TIES 关键字,默认情况下返回所有满足并列条件的行。

图 6.27 中左侧、中间、右侧分别为以下三个 SELECT 语句的运行结果。

SELECT StuName,Score FROM 学生信息 ORDER BY Score DESC

SELECT TOP 20 PERCENT StuName,Score FROM 学生信息 ORDER BY Score DESC

SELECT TOP 5 StuName,Score FROM 学生信息 ORDER BY Score DESC

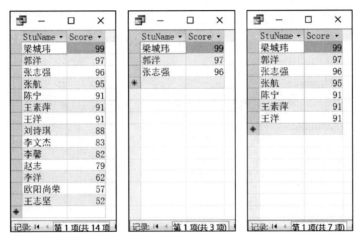

图 6.27　TOP 和 PERCENT 关键字

6.2.11　INTO 子句

INTO 子句的功能是将检索结果写入到一个新表中,如果指定的新表已经存在,则将该表删除,然后重新按照检索的结果集构建表的结构和内容。常见的有以下几种情况。

(1) 对某个表进行完整备份。下面的 SELECT INTO 语句用于创建"学生信息"表的备份,新建的备份表名称为"学生信息_备份"。新建备份表的结构和内容都与原来的表完全相同,如图 6.28 所示。

SELECT * INTO 学生信息_备份 FROM 学生信息

(2) 只备份表的结构。在上面的 SQL 语句中添加一个恒假的条件,则只备份原表的结构,如下所示。

SELECT * INTO 学生信息_备份 FROM 学生信息 WHERE 1<1

(3) 将查询结果写入表中长期保存。在前面所学的 SELECT 语句中添加 INTO 子句,就可以将查询结果写入表中长期保存。例如,下面 SELECT 语句的功能为将药学院所有同学的信息写入"药学院学生"表中,运行结果如图 6.29 所示。

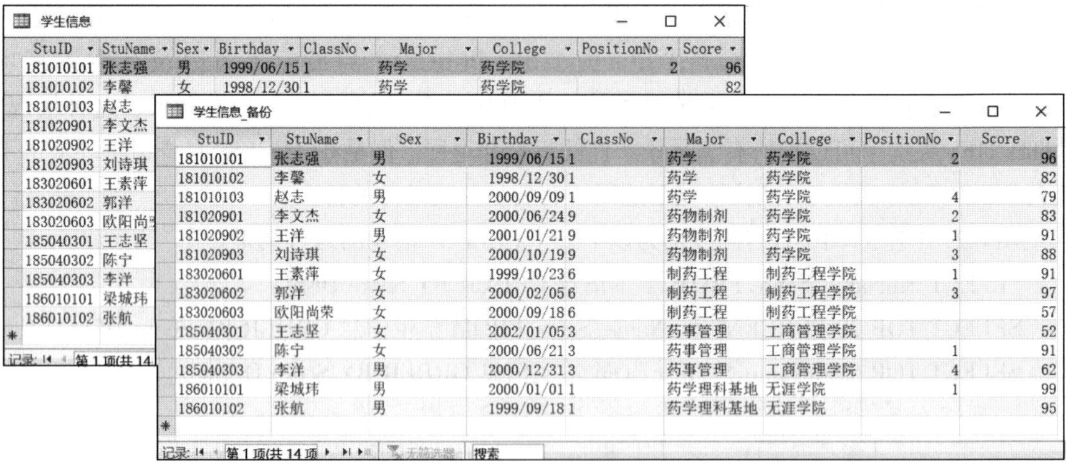

StuID	StuName	Sex	Birthday	ClassNo	Major	College	PositionNo	Score
181010101	张志强	男	1999/06/15	1	药学	药学院	2	96
181010102	李馨	女	1998/12/30	1	药学	药学院		82
181010103	赵志	男	2000/09/09	1	药学	药学院	4	79
181020901	李文杰	女	2000/06/24	9	药物制剂	药学院	2	83
181020902	王洋	男	2001/01/21	9	药物制剂	药学院	1	91
181020903	刘诗琪	女	2000/10/19	9	药物制剂	药学院	3	88
183020601	王素萍	女	1999/10/23	6	制药工程	制药工程学院	1	91
183020602	郭洋	女	2000/02/05	6	制药工程	制药工程学院	3	97
183020603	欧阳尚荣	女	2000/09/18	6	制药工程	制药工程学院		57
185040301	王志坚	女	2002/01/05	3	药事管理	工商管理学院		52
185040302	陈宁	女	2000/06/21	3	药事管理	工商管理学院	1	91
185040303	李洋	男	2000/12/31	3	药事管理	工商管理学院	4	62
186010101	梁城玮	男	2000/01/01	1	药学理科基地	无涯学院	1	99
186010102	张航	男	1999/09/18	1	药学理科基地	无涯学院		95

图 6.28　对表进行完整备份

StuID	StuName	College	Major	ClassNo
181010101	张志强	药学院	药学	1
181010102	李馨	药学院	药学	1
181010103	赵志	药学院	药学	1
181020901	李文杰	药学院	药物制剂	9
181020902	王洋	药学院	药物制剂	9
181020903	刘诗琪	药学院	药物制剂	9

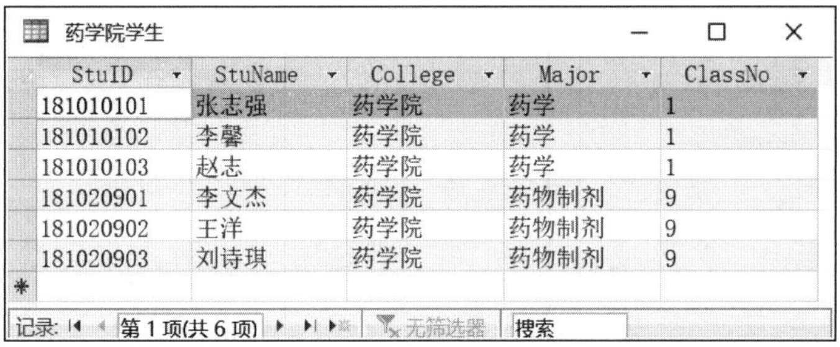

图 6.29　将检索结果写入表

```
SELECT StuID,StuName,College,Major,ClassNo INTO 药学院学生
FROM 学生信息
WHERE College = '药学院'
```

6.3　多表连接查询

多表连接查询指根据多个表之间的逻辑关系,从多个表中检索得到查询结果。在多表连接查询操作中需要注意以下问题。

(1) 多表查询中涉及的基表,必须在 FROM 子句中全部列出。例如学生信息表和职务信息表。

(2) 最终查询结果集中的列,必须在 SELECT 子句的 select_list 中全部列出。如果某个列名同时存在于多个基表中,例如 PositionNo,需要用表名进行限定,例如“学生信息表.PositionNo”,如果某个列名在所有基表中唯一,可以直接书写无须通过基表名称进行限定。select_list 中列出的列名既可以包含某个基表中的全部列,也可以只包含基表中的部分列,还

可以不包含基表中的任何列(例如"学生基本信息"表和"课程基本信息"表利用"学号和课程编号"表建立联系,最终检索结果是"姓名、课程名称、课程性质、学分")。

(3) 多个表之间的逻辑关系(又称连接条件),通过对给定两个表中目标列的值进行逻辑运算(=、>、< 等)来判断。逻辑关系既可以写在 FROM 子句中,也可以写在 WHERE 子句中(不推荐)。通常专业人士把逻辑关系写在 FROM 子句中,优点是表间的宏观逻辑条件和表内某列的微观逻辑条件不易混淆。例如:

SELECT StuID,StuName,Position

FROM 学生信息 INNER JOIN 职务信息 ON 学生信息.PositionNo = 职务信息.PositionNo

等价于

SELECT StuID,StuName,Position

FROM 学生信息,职务信息

WHERE 学生信息.PositionNo = 职务信息.PositionNo

(4) 连接查询分为内连接、外连接、交叉连接三种。

① 内连接(INNER JOIN)。内连接利用指定的关系运算符(=、>、< 等)对给定两个表中的目标列进行逐行匹配,满足条件的行构造为检索结果集中的一个新行,不满足条件的忽略不显示。

② 外连接(OUTER JOIN)。外连接和内连接的区别在于,对给定的目标列进行逐行匹配时,满足条件的行构造为检索结果集中的一个新行,如果目标列中有多个匹配行则检索结果集中显示多行,如果目标列中没有匹配项则显示为一个目标列值为空的行。在 FROM 子句中指定外连接时,可以使用的下面的关键字指明为左向外连接、右向外连接还是完整外部连接:

• 左向外连接(LEFT JOIN 或 LEFT OUTER JOIN)。以左表为准,左表中的行全部显示,如果在右表中没有匹配项,则右表中对应的列显示空值。

• 右向外连接(RIGHT JOIN 或 RIGHT OUTER JOIN)。以右表为准,右表中的行全部显示,如果在左表中没有匹配项,则左表中对应的列显示空值。

• 完整外部连接(FULL JOIN 或 FULL OUTER JOIN)。以左右两个表为准,两个表中的行全部显示,如果在对应表中没有匹配项则其对应的列显示空值。

③ 交叉连接(CROSS JOIN)。交叉连接即笛卡儿积运算,返回左表中的所有行,左表中的每一行与右表中的所有行进行组合。

6.3.1 内连接

内连接是最常用的一种数据连接查询方式,它通过比较运算符逐行比较需要连接的列值;有多少个匹配项,在检索结果集中就会构造多少行;如果没有匹配项则该行忽略不显示。图 6.30 是"学生.accdb"数据库中的"学生信息"和"志愿者服务记录"两个表的部分列。

下面 SELECT 语句的功能是利用内连接为"学生信息"表中曾经参加过志愿者服务的同学附加上对应的志愿者服务项目信息,没有参加过任何志愿者服务项目的同学不显示。运行结果如图 6.31 所示。

图 6.30　"学生信息"和"志愿者服务记录"两个表的部分列

图 6.31　内连接

SELECT 学生信息.StuID,学生信息.StuName,志愿者服务记录.ActType,志愿者服务记录.ActDate

FROM 学生信息 INNER JOIN 志愿者服务记录 ON 学生信息.StuID = 志愿者服务记录.StuID

为了简化书写,在涉及多表操作时,通常为每个基表起一个简单的别名,例如下面的 SELECT 语句中表"学生信息"的别名为 a,表"志愿者服务记录"的别名为 b。

SELECT a.StuID,a.StuName,b.ActType,b.ActDate

FROM 学生信息 a INNER JOIN 志愿者服务记录 b ON a.StuID = b.StuID

6.3.2　外连接

外连接和内连接不同,内连接把没有匹配项的行直接忽略,而外连接把没有匹配项的列值以空值的形式显示,只要这些行满足 WHERE 和 HAVING 的筛选条件。

1. 左向外连接

左向外连接的结果集中包括 LEFT JION 或 LEFT OUTER JOIN 关键字左侧表中的所有行。左表中的某行在右表中有多少个匹配项就显示多少行,没有匹配项时右表中对应的列值显示为空值。

下面 SELECT 语句的功能是利用左向外连接为"学生信息"表中的所有同学附加其参加的所有志愿者服务项目信息。运行结果如图 6.32 所示。

SELECT a.StuID,a.StuName,b.ActType,b.ActDate

FROM 学生信息 a LEFT JOIN 志愿者服务记录 b ON a.StuID = b.StuID

StuID	StuName	ActType	ActDate
181010101	张志强		
181010102	李馨		
181010103	赵志	植树	2019/05/01
181020901	李文杰		
181020902	王洋	植树	2019/05/01
181020903	刘诗琪	爱国宣传教育	2019/10/01
181020903	刘诗琪	爱国宣传教育	2019/09/18
183020601	王素萍	爱国宣传教育	2019/10/01
183020601	王素萍	爱国宣传教育	2019/09/18
183020601	王素萍	沈阳马拉松志愿者	2019/09/08
183020602	郭洋		
183020603	欧阳尚荣		
185040301	王志坚		
185040302	陈宁		
185040303	李洋	爱国宣传教育	2019/10/01
186010101	梁城玮	沈阳马拉松志愿者	2019/09/08
186010101	梁城玮	植树	2019/05/01
186010102	张航		

图 6.32 左向外连接

2. 右向外连接

右向外连接的结果集中包括 RIGHT JION 或 RIGHT OUTER JOIN 关键字右侧表中的所有行。右表中的某行在左表中有多少个匹配项就显示多少行,没有匹配项时左表中对应的列值显示为空值。

下面 SELECT 语句的功能是利用右向外连接为"职务信息"表中的每个职务附加其对应的所有人员信息。运行结果如图 6.33 所示。

SELECT b.Position,a.StuID,a.StuName,a.College,a.Major,a.ClassNo

FROM 学生信息 a RIGHT JOIN 职务信息 b ON a.PositionNo = b.PositionNo

ORDER BY Position

Position	StuID	StuName	College	Major	ClassNo
班长	186010101	梁城玮	无涯学院	药学理科基地	1
班长	185040302	陈宁	工商管理学院	药事管理	3
班长	183020601	王素萍	制药工程学院	制药工程	6
班长	181020902	王洋	药学院	药物制剂	9
生活委员	185040303	李洋	工商管理学院	药事管理	3
生活委员	181010103	赵志	药学院	药学	1
体育委员					
团支书	181020901	李文杰	药学院	药物制剂	9
团支书	181010101	张志强	药学院	药学	1
文艺委员					
学习委员	183020602	郭洋	制药工程学院	制药工程	6
学习委员	181020903	刘诗琪	药学院	药物制剂	9

图 6.33 右向外连接

3. 完整外部连接

完整外部连接的结果集中包括 FULL JION 或 FULL OUTER JOIN 关键字左右表中的所有行。左表中的某行在右表中有多少个匹配项就显示多少行,同样右表中的某行在左表中有多少个匹配项就显示多少行,无匹配项时对应的列值显示为空值。主要用于关联列信息为多对多的情况。

利用完整外部连接为职务信息表中的所有职务附加对应的人员信息,没有职务的同学信息也同样列出,对应的 SELECT 语句为:

SELECT b.Position,a.StuID,a.StuName,a.College,a.Major,a.ClassNo

FROM 学生信息 a FULL JOIN 职务信息 b ON a.PositionNo = b.PositionNo

ORDER BY Position

说明:在 Access 环境中不支持完整外部连接,但在 SQL Server 中可以调用。

6.3.3 交叉连接

交叉连接用来生成来自这两个基表各行的所有可能组合,即"笛卡儿积"运算,如果表 A 有 m 行,表 B 有 n 行,则在没有 WHERE 子句的情况下结果集将返回 $m \times n$ 行。

例如,学员信息表中有 10 人,教练信息表中有 5 人,每个教练负责不同的体育项目,那么在无 WHERE 子句的情况下交叉连接的结果集返回 50 行,也就是每个学员都跟每个教练进行组合的结果。

说明:在 ACCESS 环境中不支持交叉连接,但在 SQL Server 中可以调用。

6.3.4 多表连接

虽然内连接、外连接、交叉连接操作是两个表间的连接,但是一个查询语句中可以包含多个连接操作,从而将多个表连接起来,实现多表间的联合检索。图 6.34 中左、中、右分别为数据库"学生 .accdb"中学生信息表、师生关系表、教师信息表的部分结构(列)。

图 6.34 学生信息和师生关系以及教师信息表的部分结构

下面 SELECT 语句的功能是通过多重连接,检索得到参赛学生、指导教师和参赛项目的结果集,运行结果如图 6.35 所示。

SELECT a.StuID, a.StuName, c.TeaName, c.Contest

FROM(学生信息 a INNER JOIN 师生关系 b ON a.StuID = b.StuID) INNER JOIN 教师信息 c ON b.TeaID = c.TeaID

StuID	StuName	TeaName	Contest
181010101	张志强	胡毅茹	计算机博弈大赛
181010101	张志强	王铁亮	多媒体设计
181020903	刘诗琪	付颖	人工智能
183020601	王素萍	胡毅茹	计算机博弈大赛
186010101	梁城玮	许晓辉	软件设计大赛
186010101	梁城玮	付颖	人工智能
186010102	张航	许晓辉	软件设计大赛

图 6.35　多表连接的运行结果

6.3.5　联合查询

联合查询,又称合并查询,指将多个SELECT语句的查询结果通过关键字UNION(求并集)、INTERSECT(求交集)、EXCEPT(剔除)整合为一个结果集的查询操作。

下面 SELECT 语句的功能是从学生信息表中检索出成绩最高的 2 名同学和成绩最低的 2 名同学的信息,运行结果如图 6.36 所示。

(SELECT TOP 2 StuID, StuName, Score FROM 学生信息 ORDER BY Score)

UNION

(SELECT TOP 2 StuID, StuName, Score FROM 学生信息 ORDER BY Score DESC)

ORDER BY Score

说明:联合查询只是把多个查询结果的行按指定关键字进行重新组合。

1)每个查询结果的列数必须相同。不能有的有 m 列,有的有 n 列。

2)由于最终结果集的列标题取自第一个查询结果,因此每个查询结果中列的顺序应当一致(例如第 1 列都是学号、第 2 列都是姓名),否则就会出现张冠李戴的现象。例如,下面的联合查询结果就是杂乱的,如图 6.37 所示。

(SELECT TOP 2 StuID, StuName, Score FROM 学生信息 ORDER BY Score)

UNION

(SELECT TOP 2 StuName, StuID, Score FROM 学生信息 ORDER BY Score DESC)

ORDER BY Score

StuID	StuName	Score
185040301	王志坚	52
183020603	欧阳尚荣	57
183020602	郭洋	97
186010101	梁城玮	99

图 6.36　联合查询的运行结果

StuID	StuName	Score
185040301	王志坚	52
183020603	欧阳尚荣	57
郭洋	183020602	97
梁城玮	186010101	99

图 6.37　混乱的联合查询结果

在下面的联合查询中,虽然每个查询结果的列代表的含义并不相同,但是结果却是有意义的。第一个查询结果为"学号、姓名、成绩",第二个查询结果为"平均分、空值、成绩的平均分"。运行结果如图 6.38 所示。

图 6.38　非对应列的联合查询

SELECT StuID AS 学号,StuName AS 姓名,Score AS 成绩 FROM 学生信息
UNION
SELECT ' 最高分 ',' ',MAX(Score)FROM 学生信息
UNION
SELECT ' 最低分 ',' ',MIN(Score)FROM 学生信息
UNION
SELECT ' 平均分 ',' ',ROUND(AVG(Score),1)FROM 学生信息

6.4　子查询

子查询即嵌套查询,指在一个 SELECT 语句中又嵌套了 SELECT 语句,在 WHERE 子句和 HAVING 子句中都可以嵌套 SELECT 语句。

例如,想从学生信息表中检索出所有职务是班长的学生信息,但是"班长"对应的 PositionNo 并不知道(在职务信息表中有班长的职务编号)。此时可以利用下面的子查询来实现,运行结果如图 6.39 所示。

SELECT StuID,StuName,College,Major,ClassNo FROM 学生信息
WHERE PositionNo =(SELECT PositionNo FROM 职务信息 WHERE Position = ' 班长 ')

图 6.39　子查询的运行结果

6.5 数据更新

SQL 语言中对数据库内容进行更新的操作包括新增数据行、更改现有数据行、删除现有数据行,对应的 SQL 语句分别为 INSERT、UPDATE、DELETE。

6.5.1 INSERT 语句

INSERT 语句可以给表添加一个或多个新行。最基本的 INSERT 语法如下。

INSERT INTO 表名(列名 1,列名 2,列名 3,…,列名 n)

VALUES(值 1,值 2,值 3,…,值 n)

(1) 列名 1、列名 2、列名 3、…、列名 n 必须是指定表中存在的列名,值 1、值 2、值 3、…、值 n 的顺序必须跟给出列的顺序一致,而且数据类型也应当一致。

(2) 如果省略列名列表,则表中所有列按照原始顺序依次被赋值,自动编号列除外。

(3) 所有列名列表中没有列出的列,必须允许接收 NULL 或指定的默认值。

(4) 自动编号列的值由系统自动生成,不能人为给该类型的列赋值。

常见的 INSERT 操作有以下几种情况。

(1) 用 INSERT INTO 向现有的表中一次追加一行。用 VALUES 关键字后的值列表为表的一个新行赋值,值列表用英文逗号分隔,某个值可以是具体的值也可以是表达式,但是其值的类型必须跟对应列规定的类型保持一致。

下面语句的功能是向表"学生信息"中插入新行,只为指定的 4 列赋值,其他列均为默认值。

INSERT INTO 学生信息(StuID,StuName,Sex,Birthday)

VALUES('181010106',' 王书香 ',' 女 ',#2000-2-14#)

下面语句的功能是向表"学生信息"中插入新行,为所有列赋值。

INSERT INTO 学生信息

VALUES('181010107',' 张虎 ',' 男 ',#2000-6-1#,1,' 药学 ',' 药学院 ',NULL,90)

以上两个 INSERT INTO 语句的结果如图 6.40 所示。

StuID	StuName	Sex	Birthday	ClassNo	Major	College	PositionNo	Score
181010101	张志强	男	1999/06/15	1	药学	药学院	2	96
181010102	李馨	女	1998/12/30	1	药学	药学院		82
181010103	赵志	男	2000/09/09	1	药学	药学院	4	79
181010106	王书香	女	2000/02/14					
181010107	张虎	男	2000/06/01	1	药学	药学院		90
181020901	李文杰	女	2000/06/24	9	药物制剂	药学院	2	83
181020902	王洋	男	2001/01/21	9	药物制剂	药学院	1	91
181020903	刘诗琪	女	2000/10/19	9	药物制剂	药学院	3	88
183020601	王素萍	女	1999/10/23	6	制药工程	制药工程学院	1	91
183020602	郭洋	女	2000/02/05	6	制药工程	制药工程学院	3	97
183020603	欧阳尚荣	女	2000/09/18	6	制药工程	制药工程学院		57
185040301	王志坚	女	2002/01/05	3	药事管理	工商管理学院		52
185040302	陈宁	女	2000/06/21	3	药事管理	工商管理学院	1	91
185040303	李洋	男	2000/12/31	3	药事管理	工商管理学院	4	62
186010101	梁城玮	男	2000/01/01	1	药学理科基地	无涯学院	1	99
186010102	张航	男	1999/09/18	1	药学理科基地	无涯学院		95

图 6.40 INSERT INTO 的运行结果

注意,当表中有自动编号的 ID 列时,由于我们并不知道目前最后一行的 ID 编号,因此很难为新行赋准确的 ID 值(除非先检索出最后一行的 ID 编号),因此通常不采用上面的第二种写法,而采用第一种。只是列名列表比真实表中的列少一列(自动编号列)。例如下面的 INSERT INTO 语句可以向志愿者服务记录表中添加一行新记录,其中的 ID 列由系统自动填充。

INSERT INTO 志愿者服务记录(StuID,ActDate,ActType,Leader)

VALUES('183020602',#2019-10-1#,' 校史馆讲解 ',' 赵红巍 ')

(2) 用 SELECT INTO 创建新表并将检索结果写入其中,新表的结构由检索结果集中各列的数据类型决定。注意:如果指定的表已存在,则删除该表后重新创建。下面 SQL 语句的功能是将成绩 ≥ 90 同学的学号、姓名、班级、成绩一次性写入新表"StuInfo"中,运行结果如图 6.41 所示(无最后两行)。

SELECT StuID AS 学号,StuName AS 姓名,Major & ClassNo & ' 班 ' AS 班级,Score AS 成绩

INTO StuInfo FROM 学生信息

WHERE Score> = 90 ORDER BY Score DESC

(3) 用 INSERT SELECT 向现有的表中一次性追加多行。INSERT SELECT 的功能是将 SELECT 的查询结果集插入到指定的表中,从而实现一次性追加多行。注意:嵌套的 SELECT 子查询的选择列表必须和 INSERT 语句中提供的列表相匹配。

下面 SQL 语句的功能是将成绩 <60 同学的学号、姓名、班级、成绩信息一次性追加到表"StuInfo"中,运行结果如图 6.41 中最后两行所示。

INSERT INTO StuInfo

SELECT StuID AS 学号,StuName AS 姓名,Major & ClassNo & ' 班 ' AS 班级,Score AS 成绩

FROM 学生信息 WHERE Score<60 ORDER BY Score

学号	姓名	班级	成绩
186010101	梁城玮	药学理科基地1班	99
183020602	郭洋	制药工程6班	97
181010101	张志强	药学1班	96
186010102	张航	药学理科基地1班	95
185040302	陈宁	药事管理3班	91
183020601	王素萍	制药工程6班	91
181020902	王洋	药物制剂9班	91
181010107	张虎	药学1班	90
185040301	王志坚	药事管理3班	52
183020603	欧阳尚荣	制药工程6班	57
*			

图 6.41　INSERT 操作的结果

6.5.2　UPDATE 语句

UPDATE 语句的功能是更改现有表或视图中的数据,基本语法结构为:

UPDATE 表名 SET 列名 1 = 值 1,列名 2 = 值 2, …,列名 n = 值 n

〔WHERE 更新条件表达式〕

当 UPDATE 语句执行时,指定表中满足 WHERE 条件的行都会被更新,如果省略 WHERE 子句,则表中所有的行都会被更新,例如每年所有同学的年龄都累加 1、给所有员工的工资都增加 5% 等无条件批量操作。

下面 UPDATE 语句的功能是,将期末成绩 Score 由表中现有的期末考试成绩 Score 改为期末考试占 80%,平时成绩 Daily 占 20%。

UPDATE 学生信息 SET Score = Score*0.8 + Daily*0.2

6.5.3 DELETE 语句

DELETE 语句的功能是删除现有表中的指定行,基本语法结构为:

DELETE FROM　表名

WHERE 删除条件表达式

当 DELETE 语句被执行时,指定表中所有满足 WHERE 条件的行都将被删除。当省略 WHERE 子句时,该表将被清空。

下面 DELETE 语句的功能是删除所有 2000-01-01 以前出生的学生信息。

DELETE FROM stuBackup WHERE Birthday<#2000-1-1#

6.6 本章小结

无论在数据库管理系统内部,还是在编程语言中对外部数据库进行调用,SQL 语言都是对数据库进行操作的核心。本章以 Access 数据库"学生.accdb"为例,由浅入深地对数据查询、插入、删除和修改等数据操作功能进行了详细讲解,包括对单表的 Select 查询、多表的连接查询、带有嵌套结构的子查询、记录的插入、删除和更新操作,满足了医药专业研究人员在科研工作中对数据库调用的需求。考虑到非计算机专业的特点,本章不涉及 SQL 语言中对数据库和表的创建、删除等数据库定义以及数据库的安全管理等功能。实际工作中这部分功能通常由专业的数据库管理员负责,或者利用数据库管理系统的图形用户界面实现。

6.7 实训与拓展

1. 利用教材的素材数据库"学生.accdb",完成下面的任务。

(1) 统计今年我校学生参加志愿者服务(义务劳动)的总人次及详细列表,包括学号、姓名、学院、专业、班级、活动日期、活动内容,并且按照活动日期和活动内容升序排序。

(2) 学校准备为参加志愿者服务的人员发放证书,只要参加过志愿者服务的同学都有证书,无论一个人参加过多少次活动,每人只发放一个证书。请无重复地列出需要发放证书同学的姓名、学院、专业、班级信息,并按学院、专业、班级顺序排序。

（3）学校准备为志愿者发放证书，参加过志愿者服务的同学都有证书。每人每个项目发放一个证书（同一个人多次参加同一项活动只获得一个证书）。请无重复地列出需要发放证书同学的姓名、学院、专业、班级信息、活动内容，并按活动内容、学院、专业、班级顺序排序。

（4）统计今年我校共组织过多少次志愿者活动，相同活动内容不同日期开展视为不同的活动。请无重复地列出活动日期、活动内容、负责教师，并按时间顺序升序排序。

（5）利用学生信息表，参照图 6.38，统计优（90～100）、良（80～89）、中（70～79）、及格（60～69）、不及格（0～59）各分数段的人数，统计所有班长的平均分（保留 1 位小数）。

2. 自行查阅资料，将教材提供的素材文件"药品销售数据库.xls"中的两个工作表"批发商"和"药房"导入 Access 数据库，并保存为"药品销售.accdb"。要求：

（1）"批发商"表中的"商品编号"为字段大小为 5 的短文本类型，同时作为该表的主键。

（2）"药房"表中的"商品编号"为字段大小为 5 的短文本类型，主键由 Access 系统自动添加。

（3）通过合适的检索操作，列出进口药品中单价低于建议零售价的商品信息，包括：批准文号、药品名称、生产商、建议零售价、单价、药房六个字段，并按照药房名称和单价升序排序。

（4）通过合适的检索操作，为民生大药房统计出现库存量小于推荐库存量的药品信息，以便于及时进货。包括商品编号、批准文号、来源、药品名称、规格、生产商、现库存量、推荐库存量。

（5）将所有进口药品的建议零售价上调 10%，将所有大陆生产的药品建议零售价下调 5%。

6.8　习题

按照以下题目的要求，在数据库"学生.accdb"的基础上写出相应的 SQL 语句。

1. 查询所有男生信息，返回"StuID""StuName""Score"三个字段。

2. 查询药学院的所有学生，返回"学号""姓名""成绩"三个字段。

3. 查询成绩小于 60 的学生，返回"学号""姓名""班级""成绩"四个字段，其中"班级"字段由"Major + ClassNo + 班"构成。

4. 查询所有姓张或姓王的学生，返回"学号""姓名""班级"三个字段，其中"班级"字段由"Major + ClassNo + 班"构成，结果按照姓名升序排序。

5. 查询各学院男生和女生的最高分和平均分分别是多少，返回结果按照性别升序排序。

6. 查询该校都有哪些学院，每个学院都有哪些专业。

7. 查询药学院成绩最高的 3 名同学，返回"学号""姓名""班级"三个字段，其中"班级"字段由"Major + ClassNo + 班"构成，结果按照成绩降序排列。

8. 查询所有参加过爱国宣传教育志愿者服务的人员信息，返回 StuID、StuName、College、ActDate、Leader 五个字段。

9. 查询这些学生中年龄最大的 3 名同学和年龄最小的 3 名同学，返回 StuID、StuName、Birthday 三个字段，结果按年龄降序排列。

10. 利用子查询检索所有班长的成绩信息，返回"学号""姓名""班级""成绩"四个字段，其中"班级"字段由"Major + ClassNo + 班"构成。

第 **7** 章

医学信息数据库系统

随着医疗行业信息化建设的不断推进,产生了大量的医学数据,主要包括以下两种:一是就诊数据,即在医疗机构就诊过程中产生的各项数据,如生化检验报告、影像检查结果等;二是个人生物数据,一般是指通过第三方机构或者设备产生的数据,如指纹、基因序列等。医学数据对疾病的诊断、治疗和研究非常有价值,可创建病史记录基础、记录标准预防措施、预测未来健康问题,还可以为药物研发、公共卫生监测、公众健康管理等提供帮助和支持。

伴随着大量医学数据的产生,数据的复杂性也急剧增长,数据多样性、变化快、低价值密度等复杂特征日益显著,对医学数据的管理和处理技术提出了严峻挑战。因此,利用数据库技术对医学数据进行科学管理与分析已成为必然。通过数据库技术,将大量医学数据存储到数据库,不仅可以实现数据的有效存储及医学资源的共享,同时基于这些医学数据库,还可开发出针对各种医学需求的数据库应用系统,如医院信息系统、医院影像 PACS 系统、医学电子病历系统、医学住院信息系统、医学专家系统等,有效地提升医院的服务质量。

本章主要以医院信息系统、医学影像存储与传输系统、医学数字成像和通信标准为例,介绍数据库信息系统在医学中的应用,并通过实训练习加以巩固。

7.1 医院信息系统

医院信息系统(hospital information system,HIS),是一个利用数据库和网络通信等信息化技术,对在医疗活动各阶段产生的医学数据进行采集、存储、处理、提取、传输、汇总,加工形成各种信息,并对医院及其所属各部门的人流、物流、财流进行综合管理,从而为医院的整体运行提供全面的自动化管理及各种服务的综合信息系统。简而言之,医院开展的业务,都是依托医院信息系统(HIS)进行的。

医院信息系统的组成主要由硬件系统和软件系统两大部分组成。在硬件方面,要有高性能的服务器、大容量的存储装置、遍布医院各部门的用户终端设备以及数据通信线路等,组成信息资源共享的计算机网络;在软件方面,需要具有面向多用户和多种功能的计算机软件系统,包括系统软件、应用软件,以及医院信息数据库及数据库管理系统。

通过医院信息系统,可以将医院各科室、资源进行有效连接,可以提高医院整体的效率,并有效提升医院的管理水平,可以更好地为患者服务。

7.1.1　我国医院信息系统的发展

自 20 世纪 70 年代开始,我国医院信息系统从无到有,发展迅速,大体经历了以下四个阶段。

1. 第一阶段:单机单用户应用阶段

20 世纪七八十年代左右,以北京协和医院、北京肿瘤医院为代表的国内几家大型综合医院已经开始利用医院信息系统进行管理。此阶段医院信息系统在硬件上主要采用小型计算机;同时,随着个人计算机的发展和 BASIC 等计算机语言的不断普及,一些医院开始开发和使用一些例如门诊收费和工资管理软件等应用软件。相对于当今而言,当时的系统性能相对较差、功能相对简单,便利性不强。

2. 第二阶段:部门级系统应用阶段

20 世纪 80 年代中期,计算机硬件性能越来越强,计算机软件不断发展,计算机网络技术也逐渐应用在实际系统中。随着 XT286 型号计算机的出现和国产化,以及 UNIX 网络操作系统和 DBase Ⅲ 数据库系统的出现,一些国内医院开始在医院内部建立小型局域网络,开发一些部门之间的应用,例如住院管理软件、药房管理软件和收费开发系统等软件。相对于第一阶段,医院信息系统的性能有了明显的提升,软件也越来越强大,已经成功地将一些医院部门之间连接了起来。

3. 第三阶段:全院级应用阶段

20 世纪 90 年代,计算机网络和数据库管理系统的发展让医院信息系统进入了全院级应用阶段。在计算机网络方面,Novell 快速局域网的快速发展,为医院将院内多个计算机以及各种设备之间的连接铺平了道路。同时,FoxPro 等大型关系数据库的快速发展,也为数据的访问提供了便利。技术的进步使得一些医院开始开发全院级的医院信息系统。一些企业例如惠普、IBM 和浪潮等国内外的科技公司也加入开发医院信息系统的队伍中,开发了多种医院信息系统。这一阶段医院信息系统在理念和设计上逐渐转到以病人为中心;在实现上包含医疗、物资以及经济等多个方面;在应用上坚持管理和临床并重;在范围上基本覆盖全院各个部门。

4. 第四阶段:区域级应用阶段

近几年来,在一些地区医疗部门的推动下和一些大型医院自身需求推动下,一些医院开始探索区域医疗信息化,即将所在区域的医疗信息进行整合,互联互通。这也对连接到系统的各个部分提出了更高的要求:首先,各个部分在理念上要认识到信息整合是一个大趋势,早整合强于晚整合;其次,对硬件和软件要进行相应的整合,使信息可以相互分享和互联互通。区域级医院信息系统建成后,可以实现检查结果共享、分级医院协同和双向转诊、远程医疗等应用。区域级医院信息系统的建成,不但体现了以患者为中心的理念,通过医院之间的信息共享,可以有效减少患者排队时间、检查次数以及不必要的医疗费用,而且更加提升了整个医疗系统的效率,为新一轮的医疗改革增添力量。

同时,随着近些年来出现的云技术、物联网以及人工智能等众多新技术与新方法,医院信息系统行业覆盖面会越来越广、更加专业化和更加多元化。

7.1.2 医院信息系统的功能

医院信息系统应具备以下基本功能。

（1）能够收集、存储诊疗过程的全部数据，并具有大容量的存储功能，以满足医疗信息尤其是病人信息具有动态数据结构和数据快速增加的特性。

（2）能够快速、准确、随时地提供医疗工作所需要的各种数据，支持医院运行中的各项基本活动。

（3）具备数据管理和数据通信的有效功能，能够实现数据共享，并确保数据的可靠性、保密性和安全性等。

（4）具有单项事务处理、综合事务处理和辅助决策功能。

（5）具备持续运行的功能，保证医疗活动和医院动作不间断地运转。

（6）具有良好的用户环境，终端用户的应用和操作应简单、方便、易学、易懂。

（7）具备支持系统开发和研究工作的必要软件和数据库，以及可扩展性。

7.1.3 医院信息系统的组成

医院信息系统一般可包含以下三个部分：一是满足日常管理要求的管理信息系统；二是满足医疗要求的医疗信息系统；三是满足以上两种要求的信息服务系统。各分系统又可划分为若干子系统，如图 7.1 所示：

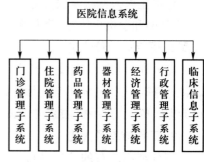

图 7.1　医院信息系统组成

（1）门诊管理子系统

门诊管理子系统负责对门诊、急诊等相关功能的管理功能。其内容包含门急诊挂号子系统、复诊预约子系统、门急诊划价收费系统、门急诊分诊系统、门急诊药房系统等等。

（2）住院管理子系统

住院管理子系统负责对各种住院信息的管理。具体包括住院预约子系统、住院床位管理子系统、患者入院、住院、出院、转院管理子系统、患者住院费用管理子系统、住院药房管理子系统等等。

（3）药品管理子系统

药品管理子系统负责对已有药品信息的管理。包括药品入库管理子系统、药品价格管理子系统、药品出库管理子系统等。

（4）器材管理子系统

器材管理子系统负责对各种医疗器械器材管理。分为器械管理子系统和器材管理子系统。

（5）经济管理子系统

经济管理子系统负责对财务方面的管理。该部分具体内容包括财务管理子系统、核算子系统等。

（6）行政管理子系统

行政管理子系统负责对医院等内部各种人员的管理。包含人员信息子系统、权限管理子系统、办公自动化子系统、组织管理子系统以及教育培训子系统等。

（7）临床信息子系统

临床信息子系统负责对各种医疗资料的管理。该部分也是医院信息系统中非常重要的一个组成部分。常见的临床信息子系统如图 7.2 所示。

即临床信息子系统包括 PACS（医学影像存储与传输系统）子系统、EMR（电子病历）子系统、区域医疗子系统、移动护理子系统、体检软件子系统、LIS（实验室信息系统）子系统等更小的子系统。

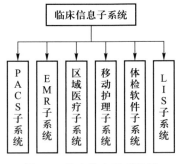

图 7.2　临床信息子系统图

7.1.4　医院信息系统的特点

医院信息系统是计算机技术、数据库技术、网络通信技术和管理科学在医院信息管理中的综合应用，具有以下特点。

1. 就医流程最优化

把优化病人就医流程作为以病人为中心的切入点，充分应用各种成熟技术，如磁卡、条形码，因特网和手机短信等，着力解决诸如门诊"三长一短"等现象。

2. 医疗质量最佳化

充分利用系统信息及集成，让医生及时全面了解患者的各种诊疗信息，为快速准确诊断奠定良好基础；并通过各种辅助诊疗系统的开发，来提高检查检验结果的准确性和及时性。同时，也能把医务人员各种可能的差错降到最低，达到医疗质量最佳化。

3. 工作效率最大化

充分利用已有的信息平台，将各种现代通信技术（如 PDA）、自动化设备（如自动摆药机）和实验室自动化系统引入医院数字化建设中，减轻工作强度，提高工作效率。

4. 病历实现电子化

深刻理解电子病历的内涵，丰富原有病历的内容，把包括 CT、MRI、X 线、超声、心电图和手术麻醉等影像图片、动态声像以及神经电生理信号等全新的信息记录在案，使病历更加直观和全面，确保医疗信息的完整性。

5. 决策实现科学化

通过建立强大的管理和诊疗数据库等系统，使得医院管理和诊疗决策完全建立在科学的基础上，不断提高管理和诊疗决策水平。

6. 办公实现自动化

把办公自动化作为医院数字化建设的重要组成部分。突出抓好公文流转办公的自动化和日常工作管理的自动化，基本实现院内公文无纸化和快速传递邮件化。

7. 网络实现区域化

针对病人的合理需求,充分利用网络资源来提高医疗质量、降低医疗费用和合理利用医疗资源。把区域医疗信息网络作为医院数字化建设发展的高级阶段进行研究和建设。

8. 软件实现标准化

信息标准化是信息集成化的基础和前提,把标准化建设作为医院与国内外接轨的重要保证贯穿始终。包括采用国际或国家统一的信息交换和接口标准和接口代码,如采用 HL7、DICOM 3.0 等医疗信息交换和接口标准,各种代码如疾病、药品和诊疗等代码,采用国际或国家统一的标准代码,医院内部的病人 ID 号也应尽量采用统一的代码,如身份证号码等。

7.2 医学影像存储与传输系统

医学影像存储与传输系统(picture archiving and communication system,PACS),也称作医学影像存档与通信系统,是一种应用于医院影像科室的系统,其主要功能是把日常产生的各种医学影像(包括核磁,CT,超声,各种 X 光机,各种红外仪、显微仪等设备产生的图像)通过各种接口(模拟,DICOM,网络)以数字化的方式海量保存起来,当需要的时候并在一定的授权下能够很快地调回使用,同时增加一些辅助诊断管理功能。PACS 系统在各种影像设备间传输数据和组织存储数据具有重要作用,是医院信息系统中临床信息子系统中的一个重要组成部分。

在 PACS 出现以前,各种检查的图像是采用胶片、纸张等传统材质进行保存的。这些材质成本较高,不易保存,容易丢失,而且需要越来越多的物理存储空间;此外,这些保存方法不适合医生之间数据共享,效率也较低,如图 7.3 所示。

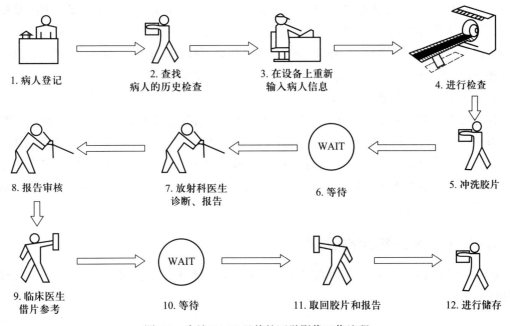

图 7.3 实施 PACS 以前的医学影像工作流程

PACS 的建立对医学影像的管理和疾病诊断具有重要意义。它实现了无胶片的电子化医学影像管理;解决了迅速增加的医学影像的存储、传输、检索和使用问题;克服了胶片存档时间长、存储空间大的问题;实现了医学影像的高速检索,同一病人相关医学影像的归档整理;并利用多模显示、图像增强和计算机辅助诊断等技术,提高了图像诊断能力;分布式医学影像数据库便于实现医学数据共享,并可接入远程医疗系统实现远程会诊,从而提高了医院的整体工作效率和诊断水平。

7.2.1　我国 PACS 的发展

我国 PACS 的发展是随着我国医学信息系统的发展而产生和发展的,从技术层面上大致分为以下三个阶段。

1. 第一阶段(20 世纪 80 年代中期至 90 年代中期)

当时,医学信息系统处于部门级系统应用阶段。由于计算机计算性能和存储性能的限制,研究的重点集中于如何利用有限的计算机资源来处理医学数字图像,即研究各种新的软件优化算法、硬件加速等。此时,没有统一的图像标准,不同设备形同一个个孤岛,不同设备之间的图像文件交换困难。此外,不同显示设备也不能保证图像显示的一致性。此阶段的 PACS 系统经历了从无到有,但总体来说还不能满足临床的需要。

2. 第二阶段(20 世纪 90 年代中期至 20 世纪末期)

随着计算机和网络技术的发展,医学信息系统进入第三个发展阶段,即部门级系统应用阶段,PACS 系统也发展迅速。计算机特别是个人计算机性能的提升,使得 PACS 用户终端的速度和功能大大加强。显示技术的不断发展和显示质量控制软件的出现,图像显示质量基本上达到读片的要求,PACS 的诊断价值逐渐开始显现出来,不断获得临床方面的认可。

与此同时,放射科信息管理系统(radiology information system,RIS)开始出现。RIS 系统主要功能用于优化医院放射科在登记预约、就诊、图像获取、报告、审核、发片等日常操作步骤的管理流程。因此,人们开始关注工作流的问题,即在放射科日常工作步骤中,PACS 系统和 RIS 系统如何进行沟通,信息如何传递,如何提高整个工作效率。

3. 第三阶段(20 世纪末至今)

伴随着医院信息系统进入区域级应用阶段,PACS 系统也进入了第三个发展阶段。在这个阶段中,国际标准化组织(ISO)在影像图片的存储以及管理方面,建立了一个通用的标准,即医学数字成像和通信(digital imaging and communications in medicine,DICOM)标准,该标准被广泛地用于临床影像的各个方面。同时,随着网络技术的不断发展,使得 PACS 系统也越来越多地用于远程诊断。

7.2.2　PACS 系统的结构层次

PACS 系统的结构层次分为物理层次和应用层次两部分。其中,物理层次分为三层,其架构如图 7.4 所示。

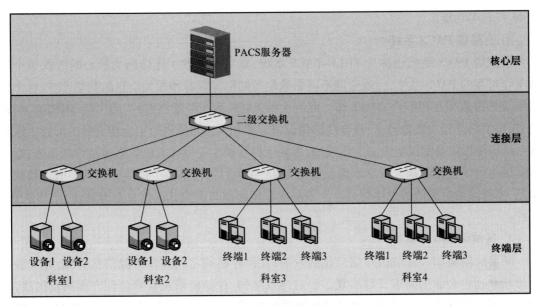

图 7.4　PACS 系统物理层次图

1. 第一层为终端层

该层包含两方面的内容:一方面的内容是各个科室的影像设备;另一方面的内容是各个临床科室的终端计算机。各个科室的超声、CT、核磁共振等影像设备采集生成医学影像图像后,将图像进行上传。临床科室的终端则负责从 PACS 系统调集临床影像图像,进行分析和诊断,并生成诊断报告。

2. 第二层为连接层

该层主要由计算机交换机、二级交换机等网络设备组成。这些网络设备负责将终端层的各种终端连接起来,提供终端到 PACS 服务器的连接。

3. 第三层为核心层

该层的内容为 PACS 服务器,是 PACS 整个系统的核心部分。PACS 服务器负责存储由各种影像设备生成的影像图像,以及由各个科室终端生成的诊断报告。

PACS 系统从应用层次上可以分为设备级、科室级、全院级和区域级 PACS 系统。

1. 设备级 PACS 系统

设备级 PACS 系统也称为 MINI-PACS 系统,是一种纯图像的 PACS 系统,能实现几台影像设备之间的医学影像的存储与传输,系统只包含病人的基本信息、设备信息、位图信息等,未实现影像科室的数字化工作流程。

2. 科室级 PACS 系统

科室级 PACS 系统主要是以放射科室为主,兼顾其他医学影像科室。这一层次的 PACS 系统连接一个影像科室内所有的影像设备,对其医学影像能做集中存储,实现科室内影像的数字化诊断及不同设备的图像资源和相关信息的共享。该系统已经与病人相关信息管理结合起来,即与 RIS 系统融合,或者说该系统本身就要包含 RIS 系统功能,即具有病人信息登录、预约、查询、统计等功能。

3. 全院级 PACS 系统

全院级 PACS 系统也称为 FULL-PACS 系统,是实现以数字化诊断为核心的医院整个影像工作过程的 PACS 系统,实现全院不同影像设备的影像资源和相关信息的共享,全院各个科室围绕影像数据互相配合协同工作。此层次的 PACS 系统涉及放射科、超声科、内镜室、病理科、核医学科等相关影像科室,将全院影像设备资源和人力资源进行更合理有效的配置。该层次系统可使影像科室医生提高工作效率,为临床科室医生提供病人医学影像及诊断报告;临床科室医生可快速调阅病人医学影像及诊断报告,并为影像科室医生提供病人其他病历和病程信息,实现诊治资源的最大优化共享。该层次系统必须与医院其他信息系统融合,尤其是 HIS 系统。

4. 区域级 PACS 系统

随着医院集团和区域医疗信息化的发展,在医疗机构之间共享影像信息资源,并开展异地诊断和远程会诊的需求日益展现。面对体系结构、存储传输及安全认证方面的新挑战,集中式的区域医学影像数据中心以及跨区域影像文档共享(XDS-Ⅰ)成为分布式 PACS 系统的新代表。

7.2.3　PACS 系统的功能特点

从 PACS 系统的发展过程来看,其具有如下几个功能特点。

1. 可以有效减少存储空间和降低成本

医院使用 PACS 系统后,各种医学影像结果均采用数字化的 DICOM 格式存储,相比于以前可以节约大量的胶片、纸张等物理材质。此外,采用数字化的形式存储,可以节省很多保存物理材质的空间,也能够节省大量的管理费用。

2. 可以提升患者满意度

之前患者要自己保管影像检查结果,而患者常常因为保管不善,很容易导致检查结果的丢失、损坏;此外,患者在复查等就医过程中,还要常常再次携带检查结果,十分不便。采用 PACS 系统后,检查结果保存在系统中,省去了患者保管和携带的困扰,可以有效提升患者满意度。

3. 提升医院的效率

通过建立统一的图片保存和通信标准,可以将各种医学影像资料进行统一,可以加快医生对图片资源的集中读取和处理,大大简化了流程,让医生将更多的资源投入到诊断上来,从而提升了医院的效率,也间接提升了医院的医疗水平。

4. 为医院提供资源积累

随着时间的推移,PACS 系统会积累许多医学影像资料,这对于医学的进一步研究,例如对病例的研究、对疾病的研究、利用人工智能对图片进行处理等诸多方面,都有很大的帮助,也是非常宝贵的医学资源。

5. 为医疗改革助力

当前,在一些地区优质医疗资源有限,导致有些医院人满为患,因此在医疗改革方面,综合医院和社区医院的双向转诊作为一种解决方案提上了议事日程。PACS 系统采用的统一的图片格式与统一的传输规则,可以为双向转诊提供可靠且高效的技术保障,可以为各种医疗资源的有效利用助力。

7.3 医学数字成像和通信标准

医学数字成像和通信(digital imaging and communication in medicine,DICOM)是国际标准化组织(ISO)在医学方面建立的一个医学图像和相关信息的国际标准(ISO12052),它定义了医学影像在处理、储存、打印、传输方面的协定标准,以便整合不同厂商的医疗影像仪器、服务器、工作站、打印机和网络设备,建立医疗仪器和装备间联系、接收、交换影像及患者资料。

DICOM 被广泛应用于放射医疗、心血管成像以及放射诊疗诊断设备(超声、X 射线,CT,核磁共振等),并且在眼科和牙科等其他医学领域得到越来越深入广泛的应用。当前大约有百亿级符合 DICOM 标准的医学图像用于临床使用。在数以万计的在用医学成像设备中,DICOM 是部署最为广泛的医疗信息标准之一,是现代医院信息系统(HIS)和影像存储与传输系统(PACS)的重要前提条件。

7.3.1 我国 DICOM 标准的发展

在我国,由国际 DICOM 标准中国委员会(China Institute for Medical Imagingand Communication Standards,CIMICS)承担 DICOM 标准的跟进与研究,结合中国国情,开发 DICOM 应用产品及服务,促进 DICOM 领域的国际交流与合作,整体发展可分为 3 个阶段:

1. **第一阶段:DICOM 标准的跟踪与学习**

第一阶段主要完成 DICOM 标准体系、结构、消息机制及服务类等理论体系研究,实现 DICOM 服务类底层技术,并于 2003 年获得 NEMA 组织 DICOM 中文版中国大陆唯一授权,2006 年完成国际 DICOM 中文版的出版发行。

2. **第二阶段:实现 DICOM 标准的本土化**

2008 年成立"国际 DICOM 标准中国委员会",加入国际 DICOM 组织,开展医学数字影像中文封装与通信规范、医学数字影像通信基本数据集的研究。2012 年提出 DICOM CP1234,并于 2014 年加入国际 DICOM 标准,有效地将医学数字影像通信基本信息与居民健康档案和电子病历基本数据集进行对接,并解决了 DICOM 标准在本土化过程中中文信息传输和显示的一致性,成功地实现了 DICOM 标准的本土化,如图 7.5 所示。

3. **第三阶段:标准的制定与创新**

为了快速推动 DICOM 标准在国内的应用与发展,先后开展一系列关于医学影像相关的标准制定、修订工作。我国医学数字影像相关标准发布情况,见表 7.1。同时,国际 DICOM 标准中国委员会也在影像质量评价方面进行标准的制定与探索。

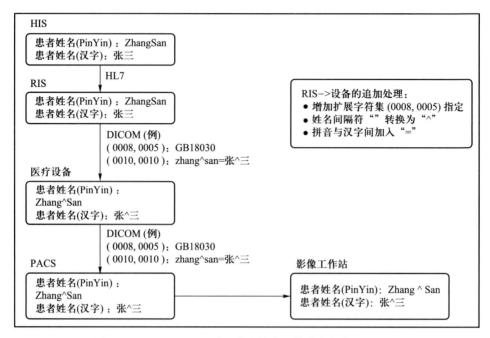

图 7.5　DICOM CP1234 关于中文姓名的传输与保存业务流程

表 7.1　我国医学数字影像相关标准发布情况表

序号	标准名称	标准编号	标准状态
1	医学数字影像通信（DICOM）中文标准符合性测试规范	WS/T 548—2017	已发布
2	医学数字影像中文封装与通信规范	WS/T 544—2017	已发布
3	医学数字影像通信基本数据集	WS 538—2017	已发布
4	医学数字影像虚拟打印信息交互规范	WS/T 597—2018	已发布
5	医学数字影像通信唯一标识符规范	T/CHIA 12—2018	已发布
6	医学影像结果报告共享文档规范	无	草案
7	医学影像设备检查部位数据字典	无	草案

7.3.2　DICOM 图像文件结构

目前,几乎所有患者的医学图像都以 DICOM 文件格式进行存储,每一个 DICOM 文件中都携带着大量的信息,这些信息包括患者的信息,例如姓名、性别、年龄;以及其他图像相关信息,比如捕获并生成图像的设备信息等等。医学图像设备生成 DICOM 文件,医生使用相应的 DICOM 阅读器软件对该 DICOM 文件进行阅读,并通过对图像解读进行诊断。

DICOM 文件组成如下所述。

目前,DICOM 采用的标准是 DICOM3.0,文件扩展名为".dcm"。每一张 DICOM 图像包含头部信息和 DICOM 数据集合两个部分,其组成如图 7.6 所示。

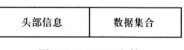

头部信息	数据集合

图 7.6　DICOM 文件

(1) DICOM 头部信息

DICOM 头部信息(DICOM file meta information)又包含文件识别信息和 DICOM 前缀两个部分。文件识别信息是由 128 字节数据组成的,其内容均为十六进制 00H。DICOM 前缀共 4 个字节,其值分别为 44H、49H、43H 和 4DH,即字符串"DICM"对应的 ASCII 码值。前缀部分用于判断该文件是否为 DICOM 文件。

(2) DICOM 数据集合

数据集合(data set)不仅包含图像信息,还包含相当多和图像相关的信息,主要可以分为患者信息(patient)、检查信息(study)、序列信息(series)和图像信息(image)四类。为明确标识以上信息,DICOM 采用了数据元素(data element)的方式按顺序排列而成,即数据集合是由众多数据元素顺序排列而成。

每一个数据元素由四个部分构成,分别为:标签(tag)、数据描述(value representation,VR)、数据长度以及数据值,具体如图 7.7 所示。

标签	VR	数据长度	数据值

图 7.7 数据元素组成

数据标签由一个 4 字节的整数表示,高位 2 个字节表示组号,低位 2 个字节表示元素号。每一个标准的组号为偶数;使用者也可以自己定义自己的私有数据元素,组号为奇数。需要说明的是,DICOM 所有数据元素都有一个唯一的标签,而该标签可以在数据库作为主键使用,或在 Python 程序中作为字典类型的键。

VR 表示该数据元素的数据类型,长度为 2 个字节。在 DICOM 标准中,定义了 27 种常用的数据类型。本书仅列举常用的几种数据类型,其详细说明见表 7.2 所示。

表 7.2 VR 数据类型及其说明表

序号	VR 类型	数据长度	含义
1	CS(CodeString)	最多 16 字符	代码字符串
2	SH(Short String)	最多 16 字符	短字符串
3	LO(Long String)	最多 64 字符	长字符串
4	ST(Short Text)	最多 1 024 字符	短文本
5	LT(Long Text)	最多 10 240 字符	长文本
6	UT(Unlimited Text)	最多 $2^{32}-2$ 字符	无限制文本
7	PN(Person Name)	最多 64 字符	病人姓名
8	AS(Age String)	最多 4 字符	年龄字符串
9	UI(Unique Identifier)	最多 64 字符	唯一标识符
10	DT(Date Time)	最多 26 字符	日期时间
11	TM(Time)	最多 16 字符	时间

续表

序号	VR 类型	数据长度	含义
12	IS（Integer String）	最多 12 字符	整型字符串
13	DS（Decimal String）	最多 16 字符	小数字符串
14	SL（Signed Long）	最多 4 字符	有符号长整型
15	FL（Floating Single）	最多 4 字符	单精度浮点数
16	AT（Atrubute Tag）	最多 4 字符	属性标签

此外，在 DICOM 标准中，分为显式传输和隐式传输两种类型。在显式传输中，每个数据元素中，VR 是必须包含项；而在隐式传输中，VR 是被忽略的。本书以显式传输为例，每个数据元素包含 VR 项。

在每个数据元素的第三个部分是数据长度（len），该部分指明了数据值的长度信息。根据不同的 VR 类型，其长度为 2 个字节或 4 个字节的无符号整数。在实际应用中，通过 Python 等语言对 DICOM 文件进行操作时，该部分经常不进行显示。

每个数据元素的最后一个部分是数据值，其内容为该项数据元素的内容。在实际应用中，对数据值的访问和操作是对 DICOM 文件操作的一个重点。

(3) DICOM 数据集合实例

在 DICOM 文件中，数据元素非常多，本小节仅以部分数据标签以及内容进行说明，具体内容如表 7.3 所示。

表 7.3　数据元素实例说明

标签	标签说明	中文解释	VR	数据值
(0008,0008)	Image Type	图片类型	CS	［'ORIGINAL','PRIMARY', 'SINGLE PLANE','SINGLE A'］
(0008,0013)	Instance Creation Time	实例创建时间	TM	'120229.893'
(0008,0020)	Study Date	检查时间	DA	'20180503'
(0008,0021)	Series Date	序列时间	DA	'20180503'
(0008,0070)	Manufacturer	设备生产商	LO	'Philips Medical Systems'
(0008,0080)	Institution Name	机构名称	LO	'TIANJIN CHEST HOSPITAL'
(0010,0010)	Patient's Name	患者姓名	PN	' 王强 '
(0010,0020)	Patient ID	患者编号	LO	'R13263'
(0010,0030)	Patient's Birth Date	患者出生年月	DA	'19500101'
(0010,0040)	Patient's Sex	患者性别	CS	'M'
(0028,0008)	Number of Frames	图片总帧数	IS	"31"
(0028,0010)	Rows	每帧图片行数	US	512
(0028,0011)	Columns	每帧图片列数	US	512

7.3.3 pydicom 库

pydicom 库是 Python 语言中一个专门用来处理 DICOM 格式文件的第三方库。通过 pydicom 库,可以实现将 DICOM 文件读入程序,并可对数据元素进行读取,以及修改数据元素内容之后再写入 DICOM 文件。此外,pydicom 库还经常与其他 Python 库进行配合使用,以实现对 DICOM 文件的图片进行显示及操作。

(1) pydicom 库安装

pydicom 库的安装方法如下:

:\>pip install pydicom

(2) pydicom 库解析

在 python 程序中,引入 pydicom 库的方法如下:

>>> import pydicom   # 或者 from pydicom import *

在 pydicom 库中,常用的方法如表 7.4 所示。

表 7.4　pydicom 库常用方法及属性详解

方法	描述
pydicom.read_file(filename)	根据文件名 filename 加载 DICOM 图像文件
pydicom.dcmread(filename)	根据文件名 filename 加载 DICOM 图像文件
pydicom.tag.Tag(elementname)	根据参数获取对应数据标签
datasset.dir( )	获得所有数据元素的标签名
dataset.data_element(elementname)	根据参数访问对应数据元素
dataset.pixel_array	获取图像像素值矩阵
dataset.save_as(filename)	将数据写入 filename 文件中

7.3.4 DICOM 实例

实例 1:读取 DICOM 文件,并且显示所有的标签名。

```
1   #chap0701_PrintTags.py
2   import pydicom
3   fileName = r" 患者 .dcm"          # 文件名为 "患者 .dcm"
4   ds = pydicom.dcmread(fileName)    # 打开该 DICOM 文件,并赋值给 ds 数据集
5   for tags in ds.dir( ):           #ds.dir( )内容为该文件所有标签名
6       print(tags)
```

实例 2:读取 DICOM 文件,并且显示患者姓名、患者性别数据元素信息。

```
1   #chap0702_Print PatientInformation.py
2   import pydicom
3   fileName = r" 患者 .dcm"
```

```
4    ds = pydicom.dcmread(fileName)
5    print(ds.data_element('PatientName'))
6    print(ds.data_element('PatientSex'))
```

实例 3：读取 DICOM 文件，并且显示第 20 帧图像信息。

```
1    #chap0703_show FrameImage.py
2    import pydicom
3    import dicom
4    import matplotlib.pyplot as plt
5    fileName = r" 患者 .dcm"
6    ds = pydicom.dcmread(fileName)
7    pix = ds.pixel_array
8    plt.imshow(pix[19],cmap = "gray")
9    plt.show()
```

7.4　数据库信息系统在医学中的应用

有许多计算机公司开发出了众多数据库管理系统，目前常见的有 Oracle、SQL Server、FoxPro、DB2、MySQL 等等。众多的医学信息均是放在专属的服务器上，由这些数据库管理系统对数据进行保存和处理。

MySQL 是一款由瑞典 MySQL AB 公司开发的关系型数据库管理系统，具有体积小、速度快、开放源码等优点，日益广泛地应用在实际中。本书以 MySQL 数据库管理系统为基础，利用 Python 第三方库对其进行访问和操作。

本书中使用的 MySQL 数据库管理系统的版本为 8.0.19，读者可根据自己计算机的操作系统类型进行选择相应的 MySQL 版本进行下载。

7.4.1　PyMySQL 库

PyMySQL 库是 Python 语言中一个用来连接和操作 MySQL 数据库的第三方库。通过 PyMySQL 库，不但可以连接 MySQL 数据库，还可对数据库中的数据表等内容进行查询、读取、修改等操作。

（1）PyMySQL 库安装

PyMySQL 库的安装方法如下：

>>\>pip install PyMySQL

（2）PyMySQL 库解析

在 Python 程序中，引入 PyMySQL 库的方法如下：

>>> import PyMySQL　　# 或者 from PyMySQL import *

引入 PyMySQL 库后,在程序中利用该库的步骤是:第一步,利用 pymysql.connect 方法连接数据库;第二步,得到一个可以执行 SQL 语句的游标对象;第三步,利用游标执行相关的 SQL 语句;第四步,关闭游标对象;第五步,关闭对数据库的连接。

7.4.2 利用 MySQL 建立数据库及数据表

医院信息系统功能强大,本书仅以挂号部分进行举例说明。

(1) 建立数据库

在 MySQL 数据库中,创建一个数据库有多种方法,既可以利用"CREATE DATABASE"命令行的方式建立一个数据库,也可以利用第三方应用软件的方式进行创建。本书提供的方式是利用 Navicat Premium 应用软件进行操作。

Navicat Premium 支持 MySQL、Oracle 等多种数据库,是一套非常好用的数据库开发工具。Navicat for MySQL 针对 Windows 操作系统的版本是 15。读者可自行下载和安装。

在 Navicat Premium 中,首先建立一个名为"HisData"的连接,再建立一个名为"HisData"的数据库。同时,主机设置为"localhost",端口号设置为"3306",用户名和密码均设置为"root",数据库名称为"hisdata"。

(2) 建立数据表

建立医生信息表"doctor"。医生信息表的数据字典如表 7.5 所示。

表 7.5 医生信息表数据字典

字段名称	类型	长度	不是 Null	注释
ID	char	6	True	医生编号
Name	varchar	30	True	医生姓名
Department	varchar	30	True	医生所在的科室
Level	char	1	True	医生的级别
Schedule	char	14	True	医生的出诊时间

ID 字段是医院为医生的编号,不能为空,且其值具有唯一性,是医生信息表的主键。

Name 字段是医生的姓名,不能为空。

Department 字段是医生所在的科室,例如呼吸内科、心血管内科、骨科等,不能为空。

Level 字段是医生的级别,不能为空。字符"0"表示住院医师;字符"1"表示主治医师;字符"2"表示副主任医师;字符"3"表示主任医师。

Schedule 字段表示医生的出诊时间。该字段由 14 个字符组成;每 2 个字符 1 组,分为 7 组;每小组的形式是由一个"A~G"的英文字符再加上一个字符由"0~3"的数字构成;字符"A~G"表示星期日到星期六,"A"表示星期日,"B"表示星期一,以此类推;字符"0"表示不出诊,字符"1"表示上午出诊,字符"2"表示下午出诊,字符"3"表示晚间急诊。例如,某一名医生出诊时间为"A0B1C1D0E0F0G1",即该医生周一上午、周二上午、周六上午出诊,其他时间不出诊。

7.4.3　利用 PyMySQL 库操作数据库及数据表

在挂号功能模块中,第一步,创建挂号信息表;第二步,患者再提供一些信息,对"医生信息"数据表和"挂号信息表"中的数据进行查询;第三步,患者进行挂号。

（1）建立挂号信息表

首先建立挂号信息表,其数据字典如表 7.6 所示。

表 7.6　挂号信息表数据字典

字段名称	类型	长度	不是 Null	注释
Num	int		True	挂号编号
DoctorID	char	6	True	医生编号
DoctorName	varchar	30	True	医生姓名
Department	varchar	30	True	医生所在的科室
DoctorLevel	char	1	True	医生的级别
PatientID	char	10	True	患者编号
PatientName	varchar	30	True	患者姓名
Date	date		True	挂号日期
DatePart	char	1	True	挂号的具体时段
RegNum	int		True	某医生当日挂号的编号

Num 字段是挂号信息表的编号,自动递增,也是挂号信息表的主键。

DoctorID 字段是医生的编号。

DoctorName 字段是医生的姓名。

Department 字段是医生所在的科室,也是挂号的科室。

DoctorLevel 字段是医生的级别。

PatientID 字段是患者的编号,例如患者的医保卡等号码,是患者的唯一编号。

PatientName 字段是患者的姓名。

Date 字段保存挂号的日期。

DatePart 字段表示挂号的具体时段,字符"1"表示上午、字符"2"表示下午,字符"3"表示晚间急诊。

RegNum 字段表示某个医生当日挂号的编号。例如该字段的值为数字 12,即表示某患者某天找某个医生就诊,其当天的顺序号是第 12 号。

利用 Python 建立挂号信息表的代码如下。

```
1    #chap0704_CreateTable_registration.py
2    import pymysql
```

```
3    # 连接数据库,主机名:"localhost",用户名和密码均为 "root",数据库名为 "hisdata"
4    db = pymysql.connect("localhost","root","root","hisdata")
5    # 获得数据库游标
6    c = db.cursor()
7    try:
8        # 如果存在 registration 表,则删除
9        c.execute("DROP TABLE IF EXISTS registration")
10       # 设置 SQL 查询语句
11       sql = "CREATE TABLE registration(" + \
12              "ID int NOT NULL AUTO_INCREMENT," + \
13              "DoctorID char(6) NOT NULL," + \
14              "DoctorName varchar(30) NOT NULL," + \
15              "Department varchar(30) NOT NULL," + \
16              "DoctorLevel char(1) NOT NULL," + \
17              "PatientID char(10) NOT NULL," + \
18              "PatientName varchar(30) NOT NULL," + \
19              "Date date NOT NULL," + \
20              "DatePart char(1) NOT NULL," + \
21              "RegNum int NOT NULL," + \
22              "PRIMARY KEY(ID)) AUTO_INCREMENT = 1"
23       # 执行查询语句
24       c.execute(sql)
25   finally:
26       # 关闭游标的连接
27       c.close()
28       # 关闭对数据库的连接
29       db.close()
```

(2) 挂号信息查询

首先,患者输入医生所在科室、医生的级别、医生出诊日期,对"医生信息"数据表进行查询的操作,再输入医生姓名、挂号日期,对"挂号信息表"进行查询。其代码如下:

```
1    #chap0705_QueryDoctorInformation.py
2    import pymysql
3    # 每位医生可挂号数字为 30
4    TotalRegNum = 30
5    # 假设录入的信息符合录入的规则
6    # 输入科室信息
```

```python
7    department = input(" 请输入要查询的科室:")
8    department = department.strip()
9    # 输入医生级别,再转换为字符 '0' ~ '3'
10   level = input(" 请输入医生的级别:")
11   level = level.strip()
12   if level == " 住院医师 ":
13       lev = '0'
14   elif level == " 主治医师 ":
15       lev = '1'
16   elif level == " 副主任医师 ":
17       lev = '2'
18   else:
19       lev = '3'
20   # 输入出诊日期,再转换为双字符格式
21   schedule = input(" 请输入出诊日期(例如:周一上午):")
22   schedule = schedule.strip()
23   sd = ""
24   if schedule[0:2] == " 周日 ":
25       sd = "A"
26   elif schedule[0:2] == " 周一 ":
27       sd = "B"
28   elif schedule[0:2] == " 周二 ":
29       sd = "C"
30   elif schedule[0:2] == " 周三 ":
31       sd = "D"
32   elif schedule[0:2] == " 周四 ":
33       sd = "E"
34   elif schedule[0:2] == " 周五 ":
35       sd = "F"
36   else:
37       sd = "G"
38   if schedule[2:] == " 上午 ":
39       sd = sd + "1"
40   elif schedule[2:] == " 下午 ":
41       sd = sd + "2"
42   else:
```

```
43        sd = sd + "3"
44    # 连接数据库,主机名:"localhost",用户名和密码均为 "root",数据库名为 "hisdata"
45    db = pymysql.connect("localhost","root","root","hisdata")
46    # 获得数据库游标
47    c = db.cursor()
48    try:
49        # 设置 SQL 查询语句
50        sql = "SELECT*FROM doctor WHERE Department = ' " + department + \
51            " 'AND Level = ' " + lev + " 'AND Schedule LIKE'%" + sd + "%' "
52        # 执行查询语句
53        c.execute(sql)
54        # 将所有查询结果以元组形式返回给 data
55        data = c.fetchall()
56        if len(data)! = 0:
57            print(data)
58            # 输入医生姓名
59            doctorname = input("请输入医生姓名:")
60            doctorname = doctorname.strip()
61            # 输入想挂号日期
62            regdate = input("请输入想挂号日期(YYYY-MM-DD):")
63            regdate = regdate.strip()
64            # 设置 SQL 查询语句
65            sql = "SELECT*FROM registration WHERE DoctorName = ' " + doctorname + \
66                " 'AND Date = ' " + regdate + " ' "
67            # 执行查询语句
68            c.execute(sql)
69            # 将所有查询结果以元组形式返回给 data2
70            data2 = c.fetchall()
71            # 计算该医生还可以挂多少个号
72            regnum = TotalRegNum-len(data2)
73            print(doctorname,"医生还有 ",regnum," 个号 ")
74        else:
75            print("没有符合条件的信息。")
76    finally:
77        # 关闭游标的连接
78        c.close()
```

79　　　# 关闭对数据库的连接

80　　　db.close（ ）

（3）患者挂号

患者进行挂号，并将信息插入到挂号信息表中，其代码如下所示：

```
1    #chap0706_Insert_registration.py
2    import pymysql
3    # 挂号信息初始化
4    doctorid = '100001'
5    doctorname = ' 刘林 '
6    department = ' 骨科 '
7    doctorlevel = '2'
8    patientid = '1000000001'
9    patientname = ' 李伟 '
10   date = '2019-11-22'
11   datepart = '1'
12   regnum = 2
13   # 连接数据库,主机名:"localhost",用户名和密码均为 "root",数据库名为 "hisdata"
14   db = pymysql.connect("localhost","root","root","hisdata")
15   # 获得数据库游标
16   c = db.cursor( )
17   try:
18       sql = "INSERT INTO registration(ID,DoctorID,DoctorName,Department," + \
19           "DoctorLevel,PatientID,PatientName,Date,DatePart,RegNum)" + \
20           "VALUES(%s,%s,%s,%s,%s,%s,%s,%s,%s,%s)"
21       # 执行查询语句
22       c.execute(sql, ("0",doctorid,doctorname,department,doctorlevel,\
23   patientid,patientname,date,datepart,str(regnum)))
24       # 提交数据
25       db.commit( )
26   except:
27       # 发生错误时,进行回滚操作
28       db.rollback( )
29   finally:
30       # 关闭游标的连接
31       c.close( )
32       # 关闭对数据库的连接
```

33   db.close（）

程序说明：

医生信息表中，ID 字段为自动增加字段，在"插入"语句中，设置为"0"后者为"NULL"，MySQL 系统会自动处理该字段数值，即自动将该字段数值设置为医生信息表中最近一个条记录的值加 1。

当对数据表进行查询、更新操作时，为防止错误操作，需要添加 rollback 回滚操作。

7.5 本章小结

医学信息管理随着计算机技术的兴起而发展，在半个多世纪的发展中渗透到医疗领域的方方面面：医院信息系统、临床信息系统、医学影像存储与传输系统、妇幼保健信息系统、临床决策支持系统、远程医疗系统、专家信息系统、卫生信息资源等。医学信息管理为提高医疗效果、效率、效力并降低医疗支出，合理配置医疗资源做出了杰出的贡献。

本章主要介绍了医院信息系统 HIS 和医学影像存储与传输系统 PACS 的概念、应用领域和发展趋势，还介绍了医学数字成像和通信 DICOM 等医学信息标准化的相关内容，以及利用 MySQL 数据库技术和基于 Python 编程的 pydicom 库和 PyMySQL 库对医院信息系统的挂号模块进行数据库信息系统的建立与查询，可以帮助医学生更好地适应医院管理的各个过程，以便更快地融入工作岗位。

7.6 实训与拓展

实训 1：创建患者信息表。

利用 PyMySQL 库创建患者信息表，该表数据字典包括患者编号（10 个字节）、患者姓名（30 个字节）、患者性别（1 个字节）、患者年龄（int）、患者所在城市（20 个字节）。患者编号为主键。

实训 2：插入患者信息。

从键盘录入一条患者信息，并将信息插入到患者信息表中。

实训 3：查询患者就诊信息。

在挂号信息表中，查询患者的所有就诊信息。

实训 4：修改医生出诊信息。

将骨科"刘林"医生（ID：100004）出诊的时间修改为周一上午、周三上午、周五下午，其他时间不出诊。

7.7　习题

1. 单选题

(1) 医院信息系统的英文缩写为(　　)。

A. HMIS　　　　　　　　B. HIS　　　　　　　　C. CIS　　　　　　　　D. MIS

(2) 我国 PACS 的发展大致可分为四个阶段,第二阶段是(　　)。

A. MINI-PACS　　　　B. RIS-PACS　　　　C. FULL-PACS　　　　D. 区域 PACS

(3) 下列(　　)项不属于 PACS 系统中的物理层次。

A. 终端层　　　　　　B. 连接层　　　　　　C. 网络层　　　　　　D. 核心层

(4) 下列(　　)项是 PACS 系统中各计算机设备间数据通信所依赖的主要技术标准。

A. ICD10　　　　　　B. TCP/IP4　　　　　C. HL7　　　　　　　D. DICOM3.0

(5) 下列(　　)项不是 DICOM 数据集合的元素。

A. 头信息　　　　　　B. 数据值及长度　　　C. 数据描述　　　　　D. 标签

2. 简答题

(1) 请简单描述一下医院信息系统的组成与功能。

(2) 什么是 PACS 系统? 其主要特点是什么?

(3) DICOM 的全称是什么? 其主要作用是什么?

第 **8** 章

智能医学

近年来,伴随着虚拟仿真、人工智能、医学机器人、大数据、5G 通信技术与医疗健康相关领域的结合日趋紧密,医工融合已成为未来医学发展的必然趋势与明确走向。因此,医学从业人员的定位也应随之改变,单纯的冷器械时代将逐渐被悄然而至的新型医学健康发展模态——智能医学(intelligent medicine)取代。

智能医学是新医科、新工科教育综合改革的有益探索,是学科交叉融合和跨界整合的平台,有利于促进医学教育、工程教育、科学教育、人文教育的有机融合与协同发展,培养出具有国际视野、生态意识和工程伦理意识且兼具人文情怀的医工高端复合型和医学拔尖创新人才。

对于推动现代医疗健康产业的发展,智能医学具有重要意义和巨大潜力。未来 20 年,基于人工智能的医疗健康产业将迅猛发展,这对兼具现代医学与工学背景的专业人才的需求也急剧增加。智能医学正是顺应了这种需求而产生的。

本章将全面、系统地介绍智能医学的基本内涵及其主要应用,包括人工智能基础理论、智能医学的主要内涵与发展现状、临床智能辅助诊疗、医学影像智能分析,以及智能医学未来发展趋势等内容。

8.1 人工智能基础理论

当今时代,很多人认为以人工智能为代表的新技术已经奏响了"第四次工业革命"的序曲。尼尔森在其代表作《人工智能》中对何为人工智能做了如下阐释:人工智能是关于知识的学科,即研究如何表征知识、怎样获得知识,以及如何使用知识。该定义清晰地阐明了"人工智能"的三个基本属性:表征知识、获取知识,以及使用知识。简而言之,人工智能主要研究如何利用计算机模拟人类的智慧活动,使其辅助人们完成某些工作。

8.1.1 人类智能的定义及其内涵

智能是知识与智力的总和,智力是智能的基础,知识是指人运用智力去学习有用信息、以求解问题。根据著名心理学家霍华德·加德纳(Howard Gardner)的多元智能理论,人类智能主要包括以下范畴:① 文字语言智能,即运用口头或书面语言表达与理解个人思想,灵活掌握语音、语义、语法,具备理解言语深层次内涵并能运用自如的智力与能力;② 逻辑数学智能,即具有计算、测量、推理、归纳、分类,以及进行数学运算的智力与能力;③ 空间智能,即准确感受视觉空间及周围一切事物,并且能把感受到的对象以图画(包括线条、形状、色彩、空间关系等)的形式表现出来的智力与能力;④ 肢体运作智能,即运用肢体表达个人思想、情感,以及运用双手制作或操作物体的智力与能力;⑤ 韵律智能,即人敏锐地感知音调、旋律、节奏、音色等与韵律相关的智能和能力;⑥ 社交智能,即理解别人和与人交往的智力与能力;⑦ 内省智能,即自我认识,以及自我反省并据此做出适当行为调节的智力与能力,有助于人们认识自身的优点与缺点、长处和短处,意识到自己的内在爱好、情绪、意向、脾气和自尊,实现独立思考;⑧ 自然认知智能,即观察自然界中的各种事物,对物体进行识别和分类的智力与能力,使人保持强烈的好奇心和求知欲,以及敏锐的观察能力,能够觉察各种具体或抽象事物的细微差别。

8.1.2　人工智能概述

有别于人类智能,人工智能是利用机器的软硬件系统对人类智能的某些范畴或全部范畴进行模拟、延伸与拓展,涉及计算机科学、控制科学、信息科学、机电工程学、生物学等自然科学,以及哲学、心理学和语言学等人文学科,如图 8.1 所示。

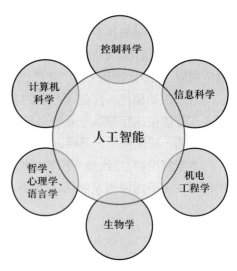

1. 人工智能的萌芽(17 世纪—20 世纪 50 年代)

人工智能的萌芽可以追溯至 17 世纪早期哲学领域关于二元论与唯物论的争议。唯物论的观点认为:人的思考是大脑的一种"物质过程",可以通过机器来进行模拟,因此认为"机器能够模拟人的思维"。二元论的支持者则反对这个观点,认为身体所处的现实世界与精神所处的灵魂世界是无法逆向逾越的,即灵魂只能控制身体的行动,反之则不行。因此,二元论的支持者强烈反对"机器能够模拟人的思维"这一观点。

图 8.1　人工智能属于多领域交叉融合

尽管争论一直延续,但是部分思想家、科学家以及科幻作家早已站在唯物论的一侧,坚定地支持唯物论关于"机器能够模拟人的思维"这一超前、新颖、大胆的提法。1942 年,美国科幻巨匠阿西莫夫提出"机器人三定律",成为世界人工智能领域的基本原则与普遍遵循规律。1950 年,"人工智能之父"图灵提出一个著名论断:如果一台机器能够与人类通过通信设备展开对话而不被对方察觉其机器身份,那么这台机器可被视为具有人一样的智能。这个论断日后被人们命名为"图灵测试",如图 8.2 所示。1956 年,美国达特茅斯学院举行了历史上第一次人工智能研讨会。会议提出,学习或者智能的任何特性的每一个方面都应能够被精确地加以描述,使得机器能够对其进行模拟。"此外,会议上人工智能的名称和任务得以确定。

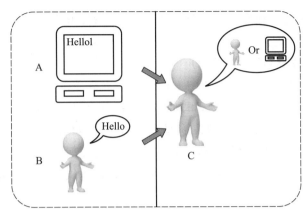

图 8.2 图灵测试

2. 人工智能的第一个研究热潮(20 世纪 60 年代—20 世纪 70 年代)

达特茅斯会议之后,世界范围内专注于人工智能研究的学者们备受鼓舞,不久便掀起了该领域的第一个研究热潮。如图 8.3 所示,根据莱布尼兹的理论假说,人脑的运作过程可通过计算机模拟,而当时对于人类神经系统的研究表明,人脑由大量神经元组成,而神经元之间的信息传递只包括两种状态,"全或无",可以用二进制 0 或 1 来表示其工作方式,与计算机的信号传递机制一致。上述生物学的研究发现给了人工智能领域的研究人员巨大的信心。

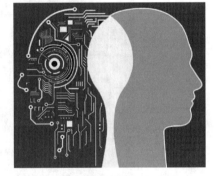

图 8.3 人脑的神经元之间信息传递方式与计算机中的信号传递方式一致

1965 年,约翰·霍普金斯大学率先研制出 Beast 机器人,它能通过声呐系统、光电管等装置感受外界的环境变化,从而调整和校正自己的位置和位姿。1966 年,美国麻省理工学院发布了世界上第一台聊天机器人 ELIZA,她能通过预置脚本理解简单的自然语言,并产生类似于人类的互动。1975 年出现了能够诊断血液病原体的 MYCIN 系统,标志着人工智能技术开始在医学领域进行拓展和应用。

然而,由于晶体管计算机的计算性能远远无法满足人工智能的超大运算量与复杂度需求,人工智能的发展在 20 世纪 70 年代中期以后进入低潮期,各个国家与机构对漫无方向、进展缓慢的人工智能研究逐渐停止了资助。

3. 人工智能的第二个研究热潮(20 世纪 80 年代—20 世纪 90 年代中期)

20 世纪 80 年代,"专家系统"的诞生,标志着人工智能研究的第二个热潮的到来。这种系统能够依据一组专门知识中推演出的逻辑规则在某一特定领域回答或者解决问题。这一时期,研究者普遍认识到:"一步到位"的人工智能难以实现,人工智能可能需要建立在对大量的、各种类别的知识进行有效分析的基础之上。日本、英国、美国纷纷提供大量资金,用于人工智能计算机的研发,信息技术得到蓬勃发展。20 世纪 80 年代晚期,人们发现:尽管人工智能已经能够解决一些复杂的问题,但其应用仅仅局限于某些特定的情景或问题。因此,纷纷质疑人工智能的实用性,并对其由狂热追捧转为厌倦失望。因此,20 世纪 90 年代,人工智能的发展虽进展缓慢,但更加趋于理性。

4. 人工智能飞速发展(1995 年至今)

20 世纪 90 年代后期,尽管前进的道路布满荆棘、充满质疑,但是人工智能的基础研究从未停止,不断为 21 世纪的技术大爆发蓄积能量。1997 年,IBM 公司的人工智能机器人"深蓝"(Deep Blue)战胜了当时的人类国际象棋冠军卡斯帕罗夫(如图 8.4 所示),举世震惊。人们进一步分析了"深蓝"战胜人类冠军的原因,得出以下结论:"深蓝"计算机在运算速度上比最早运行国际象棋程序的计算机快了 1 000 万倍,硬件上的跨越式提升使其克服了计算性能的障碍,最终战胜人类冠军。

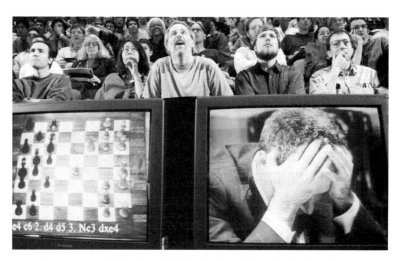

图 8.4　人工智能计算机"深蓝"战胜了国际象棋冠军卡斯帕罗夫

之后的 20 年里,人工智能接连获得了几次标志性的胜利,在世界范围内获得了前所未有的关注,影响着上至各国政府的决策,下至各行各业民众的日常生活。其中最具标志性的事件是 2016 年谷歌工智能 AlphaGo 与围棋世界冠军李世石的人机大战,最终以李世石 1 胜 4 负落下帷幕。这一次人机对弈,引爆了整个人工智能领域,让世人再一次对其发展前景既充满希望又忧虑万分。

8.1.3　人工智能的主要研究内容与应用领域

当前,人工智能的主要研究领域可归纳为 6 个方面:知识表征、推理演绎、机器学习、博弈、智能翻译,以及专家系统。

1. 知识表征

知识表征是指知识的符号化与形式化的过程,即使用机器提取与表征知识的方法,是一种数据结构与控制结构相互统一的过程。知识表征可被视为描述事物特性的一组约定,用于将人类对事物的认知表征为机器可以识别和处理的数据结构。

2. 推理演绎

推理演绎是指人们在逻辑思维的过程中,根据现实材料按照逻辑思维规律以及规则形成概念,做出判断,并进行推理的方法。推理演绎是人工智能研究中最持久的领域之一,包括以下分类:演绎推理、归纳推理、默认推理、确定性推理、不确定性推理、单调推理、非单调推理等方面。

3. 机器学习

机器学习是根据已有的数据或经验,自动优化计算机程序性能的人工智能方法,其处理过程包括:数据清洗、算法设计、模型构建、效能评估等主要步骤。如果评估结果能够达到预设的性能要求,再用该模型测试其他独立数据。反之,则改进算法,重新构建模型,并再次进行效能评估,直至最终满足要求。按照发展历程,机器学习通常可分为传统机器学语与深度学习。按照研究内容,机器学习又可以分为监督学习、无监督学习、强化学习。

4. 博弈

博弈是指具有竞争或对抗性质的行为,是人类社会与自然界中普遍存在的一种现象。在这类行为和现象中,参加斗争或竞争的各方各具有不同的目标或利益,为此,各方必须考虑到对手的各种可能的行动方案,并力图选取对自己最有利或最合理的方案。人工智能对博弈的研究多以下棋为对象,例如前文提到的谷歌研制的 AlphaGo 战胜世界围棋冠军的事件。但是,人工智能用于博弈研究的目的并不仅仅是让计算机与人类下棋,赢得比赛,同时也为其提供了一个理想的试验场所,对其关键技术进行实战化检验,从而促进技术的全面提升。

5. 智能翻译

智能翻译主要研究的是大量文本的准确翻译方法,将"源"文本翻译成"目标"文本的过程。当前,智能翻译方式主要分为:① 规则法,依据语言规则对文本进行分析,再借助计算机程序进行翻译;② 统计法,通过对大量平行语料进行统计分析,构建统计翻译模型,包括词汇比对或是语言模式匹配等,从而利用该模型进行自动翻译。

6. 专家系统

专家系统是一种在特定领域内具有专家水平以及解决问题能力的智能分析程序。它能有效地运用专家多年积累的有效经验与专门知识,通过模拟专家的思维过程,解决原本需要专家才能解决的问题。

8.1.4　人工智能的发展趋势

当前,人工智能正处于飞速发展阶段,其巨大影响涉及各行各业,以及普罗大众的日常生活。放眼未来,人工智能可能会在以下几个方面继续发力,改变世界。

1. 人工智能促进医疗健康领域的快速发展

人工智能技术在医疗健康行业的广泛应用,有望提高医疗大数据的分析处理能力,全面提升医生对疾病的理解与诊断能力。与此同时,人工智能与医学结合,有望降低医疗成本,改善医患关系,促进优质医疗资源的合理分配,有效解决看病难、看病贵的沉疴。此外,人工智能的发展,有望进一步提升临床试验、大型医疗计划、药物研发的效率与水平。

2. 人工智能促进芯片技术的整合

人工智能技术的发展,有望引发芯片技术的改革与整合。人工智能硬件应具备更快的指令周期、更低的功耗与散热能力,以及集成度更高的封装技术。以上这些问题的解决,均依赖于人工智能算法层面的改进。

3. 人工智能实现自主思维

自主思维是人工智能发展的终极目标。目前,人工智能仍处于深度学习阶段,相信通过未来几十年的努力,人工智能必将具有自主思维的能力。

8.2　智能医学的基本内涵与发展现状

智能医学是近些年医学领域迸发的一个全新概念,是现代医学与信息技术、人工智能等领域相互结合的产物。

8.2.1　智能医学基本内涵

智能医学是近些年医学领域出现的一个全新概念,是传统医学与信息技术交叉融合的全新学科。智能医学的主要特征是"信息技术"与"医学"深度交叉融合与应用拓展,而非领域侵占。智能医学包括人工智能(artificial intelligence,AI)、虚拟现实(virtual reality,VR)、增强现实(augmented reality,AR)、大数据、移动互联网技术、机器人技术等领域与医学深度融合,服务并推动现代医疗健康事业的全面发展。

医学史学研究认为现代医学发展先后历经三个重要阶段。第一阶段自 18 世纪初年开始,1844 年乙醚作为麻醉剂被首次引入外科手术,开启了外科手术中麻醉技术广泛使用的时代。1857 年,法国微生物学家路易斯·巴金德(Louise Pasteur)通过实验证明酵母菌在发酵中的关键作用。不久以后他又发现蚕病细菌,开创性地提出微生物可能是导致传染病的原因。外科无菌技术与麻醉技术的不断发展使外科手术的大规模应用成为可能。1895 年 X 射线的发现开启了术前影像诊断技术的研究与临床的广泛应用,从而有效提高了诊断的准确率。19—20 世纪交替之际,统计方法的发展成熟并大规模应用于医学研究,极大地推动了现代医学的进步。

第二阶段始自 20 世纪 20 年代。在第二次工业革命的推动下,现代医学在这一时期取得了巨大进步,包括:① 高频电刀引入外科手术进行切割与止血;② 发现青霉素这一具有强大杀菌作用的药物,结束了传染病几乎等同于绝症的历史;③ 传染性疾病的诊疗得到空前重视,陆续出现麻疹、腮腺炎以及流感疫苗,1980 年世界卫生组织向全世界宣布天花已被彻底消灭;④ 心脑血管疾病、癌症以及精神类疾病在人类疾病谱上占据着越来越大的比重;⑤ 放疗、化疗逐渐发展成为癌症的常规治疗方案;⑥ 基础医学研究出现了划时代、革命性改变,包括 DNA 双螺旋结构的发现打开了基因研究的大门,将人类对于疾病的认知提高到了分子水平。

第三阶段始于 20 世纪 80 年代。基因技术的发展和计算机科学的飞跃使科学家得以进行基因组检测。1990 年,美国能源部与美国国立卫生院正式资助人类基因组项目。随后英国、法国、德国、日国、中国先后加入进来,国际基因测序联盟正式成立。直到 2006 年,人类 46 条染色体的全部基因测序工作才最终完成。目前,人类基因组计划的而全部序列信息被存储在美国国家生物技术信息中心,并向公众免费开放和下载使用。

纵观现代医学发展的近 220 年历史,科技进步极大地推动了医学的进步。当科技积累到一定程度,必然催生出划时代的医学进步。当前飞速发展的人工智能技术、互联网技术、计算机技术、信息技术等,与当前的医学技术相结合,有望推动现代医学进入下一个黄金发展时期——智能医学时代。

8.2.2 智能医学的发展现状

现阶段,医疗行业长期存在优质医疗资源分配不均、医疗行为不够规范、疾病的误诊与漏诊率较高、医疗费用成本过大,专科医生培养周期长、缺口大等历史性、结构性问题。随着近年来以机器学习为代表的人工智能技术的迅猛发展,人工智能几乎席卷了从计算机、通信、机械工程、信息科学等诸多工学领域,并不断渗透到医学领域,逐步从前沿技术转变为现实应用。在医疗健康管理行业,人工智能的应用场景越发丰富,并逐渐成为影响医疗行业发展、提升医疗服务水平的重要因素。

人工智能对医疗行业的影响包括生产力与生产方式的改变、底层技术的驱动以及上层应用的不断丰富等方面。通过对人工智能技术的充分运用,有望提高医生对疾病诊断的准确性与效率,实现疾病的早期筛查,大幅度提高新药的研发效率,降低制药时间与成本。

2008 年,IBM 提出"智慧医疗"(smart medicine)的全新概念,利用先进的移动互联技术与物联网技术将医疗卫生服务相关的人员、信息、设备、资源连接起来,实现资源的统一、合理配置,以保证人们及时获得预防性、治疗性和标准化的医疗服务。智能医学与智慧医疗、数字医疗以及移动医疗等概念具有一定的相似性,但智能医学在系统集成、信息共享与智能分析等方面存在明显优势,是现代医学发展的全新阶段。

1. 国外科技巨头纷纷布局智能医学研究

IBM 公司早在 2006 年就启动了 Watson 项目。Watson 是一个通过自然语言处理和机器学习从非结构化数据中洞察与提取信息的技术平台,具有自动推理、分析、对比、归纳、总结和论证的能力。2015 年,Watson 通过与一家大型癌症诊疗中心合作,对大量临床知识、基因组数据、电子病历信息、已有的医学文献等进行协同学习,构建了基于文本的临床辅助决策支持系统,用于癌症、心血管疾病、糖尿病等疾病的辅助诊断与治疗决策。

2014 年,谷歌收购 DeepMind 公司,开发了全球著名的人工智能程序 AlphaGo。谷歌的 DeepMind Health 部门还与英国国家医疗服务体系展开深入合作,用于脑肿瘤的诊断和预测。与此同时,谷歌的开源深度学习平台 TensorFlow 是当今应用最为广泛的深度学习框架。微软将人工智能技术同样用于医疗健康计划,推出 Hanover 项目,用于寻找最有效的药物和治疗方案,对应于特定疾病的管理。

2. 国内科技公司投入大量资源用于智能医学研究

智能医学研究在国外获得巨大关注的同时,在国内也吸引着众多科技巨头的目光。

阿里巴巴公司成立阿里健康事业部,以云平台为依托并结合自主机器学习平台 PAI2.0 构建了服务于医学临床诊断的基础技术支撑。此外,阿里健康还与众多中国著名大学的附属医院展开深入合作,重点打造医学影像智能诊断平台,为用户提供三维影像重建、智能诊断、远程医疗等健康服务。

腾讯公司在 2016 年建立了人工智能实验室(AI Lab),专注于人工智能技术的基础研究与应用探索。2017 年 8 月,腾讯推出腾讯觅影,成为该公司首个应用于医疗领域的人工智能产品。腾讯觅影是把图像识别、深度学习等最新技术与医学相互融合,辅助医生对食道癌进行筛查,有效提高了筛查的准确性。此外,腾讯觅影未来还将关注更多疾病,比如早期肺癌、糖尿病性视网膜病变、乳腺癌等疾病的早期筛查。

3. 智能医学的市场规模与人才缺口

据不完全统计,到 2025 年,智能医学在全世界医疗行业的市场规模高达 1 700 亿美元,而我国正处于智能医学落地应用的风口。与之形成鲜明对比的是,我国在该领域的人才缺口目前已超过 500 万,人才短缺将成为制约我国智能医学发展的主要因素。

因此,智能医学专业人才需求量大,就业前景十分明朗,加强该领域专业人才的培养已是时不我待的大趋势。我国亟须培养一批具备学科交叉融合特质、创新与实践能力突出的复合型智能医学领军人才,引领并主导未来医学发展的方向。

8.3　临床智能辅助诊疗

作为智能医学在医疗健康领域最重要的应用之一,临床智能辅助诊疗近年备受关注,发展势头十分迅猛。目前,临床智能辅助诊疗主要包括临床决策支持系统和医学专家系统。这两个系统均依赖于大量的医学知识以及专家诊疗经验,再辅以人工智能分析技术,实现快速、精准、高效的医学诊断,并为患者出台个性化治疗方案,提升医疗质量。因此,临床智能辅助诊疗是智能医学领域十分重要的研究方向。

8.3.1　临床智能辅助诊疗概述

临床智能辅助诊疗是将人工智能技术应用于临床诊疗中,让计算机系统主动学习并掌握专科医生才拥有的诊疗知识储备,最大限度地模仿医生思维及其推理过程,出台恰当的诊疗方案,辅助医生进行决策。

临床智能辅助诊疗主要融入了认知技术、自然语言处理技术、自动推理技术、机器学习等人工智能领域关键技术,从而实现诊疗过程的定量化、个性化与一致性。尽管融入了诸多人工智能领域的先进技术,临床智能辅助诊疗的根本宗旨是辅助医生进行诊疗,诊疗策略的制定最终还是取决于医生。

临床智能辅助诊疗主要包括医学专家系统和临床决策支持系统,两个系统充分融合大量医学知识与诊疗经验,以及先进的人工智能技术,能够实现疾病的精准诊断与治疗决策,是人工智能在医学领域最卓有成效的应用。

8.3.2 医学专家系统

医学专家系统是一个具有大量专门知识与经验的程序系统,能够根据某个领域多位富有经验医生的专业知识与个人经验进行推理和判断,模仿医生进行诊断与决策。它既能够辅助医生,尤其是那些缺乏经验的医生进行疾病诊断,以及最佳治疗策略选择,同时,又能够保存与传播领域专家们的宝贵知识与经验,从而推动整个医疗行业快速发展。

1976年,美国斯坦福大学开发出了全球第一款功能全面的医学专家系统MYCIN,用于辅助医生对细菌感染病进行诊断与治疗策略选择。该系统的工作模式为:首先与患者进行沟通交流,然后获取其家族病史,之后输入患者各种可能与之相关的化验数据,最后MYCIN即可利用以上信息进行推理,出具辅助诊断结果。依据MYCIN框架,医学专家系统的发展进入了一个高峰时期,相继出现了诸如针对肺功能建立的PUFF专家系统,针对青光眼的诊断与治疗而开发的CASNET专家系统,可诊断2 200种疾病与5 000种症状的DXPLAIN专家系统等。这些医学专家系统的开发与临床应用,不仅使医生对患者的病情诊断得更为准确,还有助于医生出台最佳治疗方案。

在我国,医学专家系统的发展同样始于20世纪70年代,但速度相对较慢。1978年,我国首个针对肝病诊疗的中医医学专家系统在北京诞生。随后,针对各种疾病,如冠状动脉钙化、掌纹检测、骨肿瘤、十二指肠溃疡等疾病的专家系统如雨后春笋般问世,有力地辅助医生对疾病进行诊疗。

当前,高性能的医学专家系统已经逐渐从实验室走向临床。伴随人工智能技术的进一步发展,医学专家系统也将获得更好地发展。新一代专家系统有望实现分布式诊疗,以及多病种协同会诊的高阶目标,从而进一步提高疾病诊断与治疗水平。

8.3.3 临床决策支持系统

随着信息时代的到来,信息呈指数式增长对医疗工作带来了更大的挑战。医生们日益对于海量、庞杂的医疗数据感到无所适从,难以对其充分加以利用。随着人工智能技术的飞速发展,人工智能利用其强大的综合分析与决策能力,能够充分利用大量临床诊断信息,做出更精准的诊断,从而形成临床决策支持系统。

临床决策支持系统(clinical decision support system,CDSS)是指能够综合分析临床大量诊断信息,辅助医生进行临床决策。它是利用人工智能技术,充分利用结构化和非结构化的临床诊数据,通过智能分析预测方法形成最终决策,从而有效改善决策准确性与效率。临床决策支持系统最早由美国学者Osheroff提出,旨在综合运用系统的临床知识与患者的个人信息,推动更准确的医疗决策,提高医疗服务水平。

未来,临床决策支持系统的发展将呈现多样化与功能丰富化趋势,并且较大程度依赖于人工智能的发展水平。但是,无论如何发展,医生的主体地位将始终如一,系统辅助于医生进行诊断决策的角色将不会出现任何变化。与此同时,不同临床决策支持系统之间的知识迁移与互动学习将是未来该方向研究的重点。

8.4　医学影像智能分析

随着成像技术的不断发展,各种成像设备不断涌现并广泛应用于临床,如放射线类成像设备、超声成像设备、磁共振成像设备等,为临床医生提供了大量医学影像,用于疾病特别是癌症的术前准确检测与诊断。近年来,随着医学影像在疾病术前无创诊断中的作用日益凸显,对医学影像所包含重要诊断信息的提取与理解正逐步从传统的基于医生的视觉感知迈向基于人工智能的全方位信息提取与理解。

8.4.1　医学影像智能分析概述

近十年来,人工智能的发展热潮席卷了诸多领域,在医学领域也取得了长足进步。医学影像与人工智能相结合,则诞生了医学影像智能分析技术。它是在获取高质量医学影像数据的基础上,通过人工智能分析方法,比如传统机器学习、深度学习方法,实现对影像中感兴趣目标的分割、检测、分类等,从而辅助临床医师对疾病进行诊断,并出台最佳治疗策略的过程。

8.4.2　医学影像智能分析方法

当前,常用的医学影像智能分析方法主要包括:基于无监督学习的分析方法,基于统计的分析方法,基于支持向量机的分析方法,基于神经网络的分析方法。

1. 基于无监督学习的分析方法

现代医学影像分析中,常常面临以下问题:① 缺乏足够的先验知识,难以对图像进行人工标记与分类,② 由于考虑到时间成本,人工标记的耗费太大。在这种情况下,人们希望通过设计相应的算法与计算机程序,实现对以上未被标记的影像数据的有效分析与分类预测,为临床医师进行疾病诊断提供些许帮助。这些相应的数据分析算法即称为无监督学习。

目前,医学影像分析中常用的无监督学习方法主要有主成分分析法(principal component analysis,PCA)、模糊聚类法、等距映射法,以及拉普拉斯特征映射法等。

2. 基于统计的分析方法

基于统计的分析方法是一种基本的模式识别方法,它是利用给定的样本集合,通过对分类器进行训练实现最优分类边界的求取,最终得到最优决策函数,即分类模型。利用该模型,输入的测试对象将被准确地划分到对应类别中,实现自动、精准分类预测的目的。

统计分析的过程一般包括:① 影像数据采集和预处理,它是基于统计的影像智能分析的重要前提和基础。数据采集以后,需首先进行数据清洗,去除成像质量差以及成像目标难以清晰显示的数据。然后,进行降噪处理,最大程度减少噪声对影像的干扰,加强有效信息的表征。

② 特征提取,是指利用特定的结构、物理、数学模型,从经过数据清洗和预处理的影像数据中提取能够有效表征目标属性或特性的度量值,实现对特定目标的二次刻画与着重描述。③ 分类。利用特征向量对目标的类别进行描述时,不同的目标,其在这些特征向量所构成的多维空间中的点位置便不相同,而是分布在某些特定的区域中。给定该空间中点与点之间的距离计算方式,当两个点的距离越小,则它们就越倾向于同一类,反之,则越倾向于不同类别。如果再给定一个距离阈值,这样就可以准确地把特征空间划分为不同类别所对应的区域。这样,每个目标的特征向量必定对应于某个最邻近的类别,从而完成分类过程。在实际应用中,可以利用特定的分类器完成上述过程,如贝叶斯分类器、线性判别函数、近邻法分类、最小距离分类、聚类分析,以及树分类器等。

3. 基于支持向量机的分析方法

支持向量机(support vector machine,SVM)是一类基于监督学习方式对数据进行分类预测的分析方法,它的数学原理是在多维特征空间的目标构造出一个最优超平面,使其与特征空间中隶属于不同类别的目标点之间的距离最大,从而达到最优分类效果以及良好的泛化能力。

在实际运算时,支持向量机使用损失函数计算经验风险,并在求解程序中加入正则化项,用于优化结构风险,从而增强分类器对于稀疏矩阵与高维小样本数据的稳健性与泛化能力,降低过拟合。与此同时,支持向量机还可以利用线性或非线性核函数对目标进行分类,从而得到最优结果,是应用最为广泛的核学习方法之一。

在 Python 编程环境中,开发者专门推出 Scikit-learn(简称 sk-learn)机器学习库,方便用户加载使用。该程序包融合了多种分类算法,包括回归和聚类算法、SVM、随机森林、梯度提升、K 近邻(K-nearest neighbor,KNN)等。下面,本节将结合 Scikit-learn 中的 SVM 分类器,对分类过程中的参数选择以防止过拟合进行阐述。

(1) 通过修正 SVM 中的 gamma 参数来降低过拟合(如图 8.5 所示)

```
# 从 Scikit-learn 中导入分类器 SVM
from sklearn.model_selection import validation_curve
from sklearn.datasets import load_digits
from sklearn.svm import SVC
import matplotlib.pyplot as plt
import numpy as np
# 引入数据
digits = load_digits()
X = digits.data
y = digits.target
# 改变 parameters 来观察 Loss 函数的过拟合情况
param_range = np.logspace(-5, -3, 5)
train_loss, test_loss = validation_curve(SVC(), X, y, param_name ='gamma', param_range = param_range, cv = 10, scoring = 'neg_mean_squared_error')
```

train_loss_mean = −np.mean(train_loss, axis = 1)

test_loss_mean = −np.mean(test_loss, axis = 1)

\# 显示结果

plt.figure(dpi=300)

plt.plot(param_range, train_loss_mean, '*−', color = '#9bbb59', label = 'Training Loss')

plt.plot(param_range, test_loss_mean, 'o−', color = '#8064a2', label = 'Cross−validation Loss')

plt.xlabel('gamma', fontsize=13)

plt.ylabel('loss', fontsize=13)

plt.legend(loc = 'best', fontsize=13)

plt.savefig('loss.pdf', dpi=300)

plt.show( )

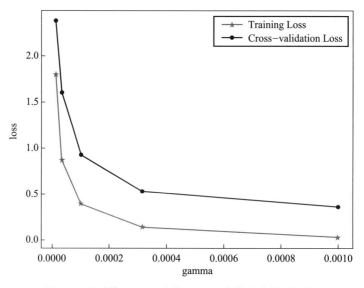

图 8.5　通过修正 SVM 中的 gamma 参数来降低过拟合

(2) 模型存储与后期调用

\# 从 Scikit−learn 中导入分类器 SVM

from sklearn import svm

from sklearn import datasets

\# 引入 iris 训练数据

iris = datasets.load_iris( )

X, y = iris.data, iris.target

clf = svm.SVC( )

clf.fit(X, y)

\# 引入 sk−learn 中自带的保存模块

```
import joblib
# 保存 model
joblib.dump(clf,'clf.pkl')
# 重新加载 model
clf2 = joblib.load('clf.pkl')
print(clf2.predict(X[0:1]))
```

4. 基于神经网络的分析方法

人工神经网络是 20 世纪 60 年代兴起的人工智能领域的研究热点,它是从信息处理的角度对人脑神经元网络进行抽象,建立某种简单模型,按不同的连接方式组成不同的网络。因此,在工程与学术界也常直接简称为神经网络或类神经网络。神经网络是一种运算模型,由大量的节点(或称神经元)之间相互连接构成。每个节点代表一种特定的输出函数,称为激励函数(activation function)。每两个节点间的连接都代表一个对于通过该连接信号的加权值,称之为权重,这相当于人工神经网络的记忆。网络的输出则依网络的连接方式,权重值和激励函数的不同而不同。网络本身通常是对某种算法或者函数的逼近,也可能是对一种逻辑策略的表达。

神经网络具有四个基本特征:① 非线性,这是由于人工神经元总是处于激活或抑制这两种不同的状态,这在数学上表现为一种典型的非线性关系;② 非局限性,一个神经网络通常由多个神经元广泛连接而成,并且神经元之间相互作用,互相影响,共同决定了整个系统的整体行为;③ 非常定性,神经网络具有自适应、自组织、自学习能力,不但处理的信息可以有各种变化,而且在处理信息的同时,非线性动力系统本身也在不断变化;④ 非凸性,一个系统的演化方向,在一定条件下将取决于某个特定的状态函数,例如能量函数。非凸性是指这种状态函数有多个极值,故系统具有多个较稳定的平衡态,这将导致系统演化的多样性。

近十多年来,基于卷积神经网络的人工神经网络研究热潮正在以前所未有的势头席卷诸多领域,在模式识别、智能机器人、自动控制、预测估计、生物、医学、经济等领域已成功地解决了许多现代计算机难以解决的实际问题,表现出了良好的智能特性。

8.4.3 医学影像智能分析系统应用案例

医学影像智能分析系统按照应用,主要分为术前筛查、手术规划以及病理分析等类别。

1. 术前筛查

通过 X 射线、CT、MRI、超声等成像原理,探查人体内部是否存在病变,以及病变性质及其分布状况。

图 8.6 所示为基于磁共振成像的膀胱癌筛查与分级、分期术前诊断框架。当前,利用人工智能进行膀胱癌筛查的主要步骤为:首先获取膀胱癌多模态 MRI 数据,并对其进行标准化处理;然后,利用图像分割算法对膀胱肿瘤区域进行提取,并从中提取能够有效表征肿瘤良恶性与分期的影像组学特征,包括多种形态学特征、纹理特征以及灰度直方分布特征等;最后,利用特征选择方法剔除掉大量冗余特征,获得具有最优分类性能的特征子集,并结合相应的分类器构建预测模型,实现肿瘤良恶性与分期的术前准确预测。

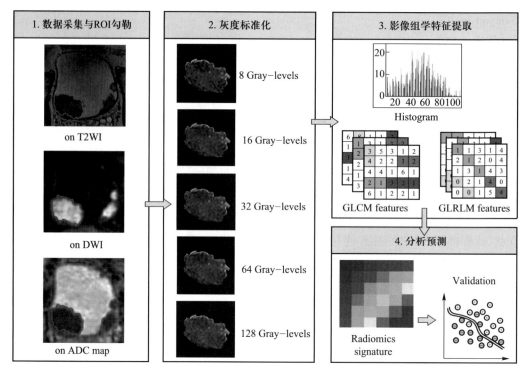

图 8.6　基于多模态 MRI 影像组学与机器学习的膀胱癌分级、分期术前诊断技术框架

2. 手术规划

对 CT、MRI 等术前影像,利用三维可视化技术对感兴趣目标进行三维重建,帮助临床医师全方位掌握病灶的数量、占位大小、与邻近器官的相对位置等重要信息,并结合术前筛查与病理检测结果,出台最佳手术策略。

图 8.7 和图 8.8 所示为基于虚拟内窥镜的空腔脏器三维重建系统界面。空腔脏器的三维重建过程主要分为以下步骤:首先,利用人工智能对获取的空腔脏器 CT 或 MRI 影像进行自动分割;然后,利用三维可视化技术对脏器内腔进行重建与渲染;最后,通过三维漫游技术,医生能够在屏幕上利用鼠标对脏器内部进行自由观测,并对感兴趣区域进行实时标记。

3. 病理分析

病理分析是术前疾病诊断特别是癌症诊断的重要依据,是判断各种无创检查方式如 CT、MRI、超声等是否准确的衡量标准。

图 8.9 所示为膀胱病理图像分析。传统的病理图像分析往往依赖病理医师的视觉感知与图像理解,然而由于存在经验与认知差异,不同医师对于同一患者的病理图像诊断可能存在差异,一致性偏低。此外,由于病理图像属于高像素大尺度数据,每张图片动辄千万像素,医师读片通常需要耗费大量时间与精力。为此,将机器学习方法引入数字病理图像分析,在自动提取图像高通量影像特征的基础上构建预测模型,实现多任务预测与结果输出,能有效提高诊断一致性与可重复性,以及诊断效率。

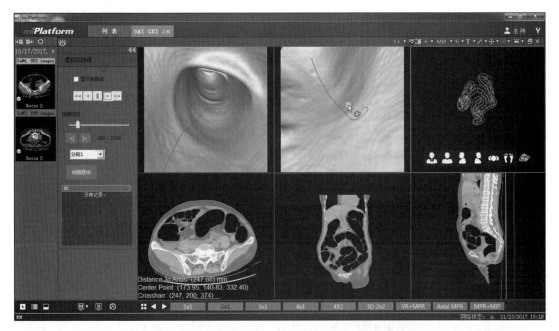

图 8.7 基于 CT 结肠影像的三维结肠内壁重建

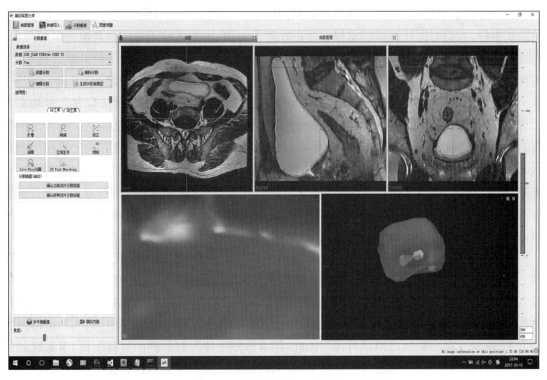

图 8.8 基于 MRI 膀胱影像的三维膀胱内壁重建

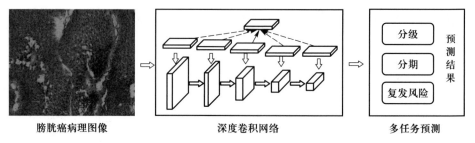

膀胱癌病理图像　　　　　　深度卷积网络　　　　　　多任务预测

图 8.9　基于深入卷积网络的膀胱病理图像分析框架

8.5　智能医学未来发展趋势

当今时代,智能医学正在经历前所未有的发展机遇期——人工智能的大繁荣与大发展。人工智能涉及诸多领域,包括语音识别、图像理解、语义分析、智能机器人、专家系统等,每个领域与医学结合都能碰撞出灿烂的火花,为人类健康事业的发展做出卓越贡献。

当前,智能医学的发展离不开三个关键支撑:医疗大数据、高效精准的分析方法,以及强大的算力。这三者互为依靠,相互支撑,共同推动智能医学的不断发展。

在医疗大数据方面,我国具有世界上其他国家所不具备的人口优势。并且随着全民医保的稳步推进,人们对医疗健康的重视程度正在逐步加深,定期体检正在成为普遍的医疗现象。在这种情形下,将各省市以及各医疗机构获取的医疗大数据汇总起来,并进行共享分析,为人工智能分析提供最基本的大数据支撑,是智能医学未来发展的最重要趋势之一。

在高效精准的分析方法研究方面,自 2011 年至今,基于深度学习的算法研究已推动了人工智能分析方法经历了十年的大发展与大繁荣。未来,人工智能算法的整体发展趋势是深度智能化,即从传统机器学习发展到深度学习,再发展到基于自主学习的深度智能化阶段。为此,研究人员需要着力为机器构建一个能够让其自主学习的虚拟环境,包含诸如数学、物理、化学、生物、仿生、天文、地理、医学,以及历史人文等学科的基本知识。然后,再将致力于实现自主学习的人工智能核心算法移植到其中,让其不断学习与快速成长。最后,封装该世界的入口与出口,实现目标驱使与任务输出。

在发展强大算力方面,当前世界各主要强国都十分重视超级计算机技术与芯片工艺的发展。1965 年,英特尔的创始人之一戈登·摩尔曾经提出过著名的摩尔定律:当价格不变时,集成电路上可容纳的元器件的数目,每隔 18~24 个月便会增加一倍,性能也将提升一倍。然而,随着世界各主要芯片厂商比如英特尔、台积电、三星等纷纷从 10 nm 工艺时代迈入 7 nm 时代,接近 1 nm 这个微小量级已指日可待。因此,随着摩尔定律失效日期的日益临近,未来应如何有效增强计算机算力,为智能医学发展提供内源性动力,必将成为人们关注的热点。近年来,科学家充分结合量子理论构建的量子计算机以及量子霸权,已初步展现出巨大的潜能,或许为如何发展强大算力指明了方向。未来,基于量子计算机与基于自主学习的人工智能算法必将极大地助推智能医学的划时代发展。

8.6　本章小结

在现代医学的发展过程中,科技进步始终成为推动医学进步的核心动力。伴随着以人工智能为核心的第四次科技浪潮的到来,现代医学正在迈进新的发展阶段——智能医学时代。

本章首先阐述了人类智能的定义,对比引出人工智能的基本内涵、主要研究领域和应用场景,以及未来发展趋势。之后,着重阐述智能医学的基本内涵与发展现状,明确智能医学的主要研究内容。在此基础上,针对性地引入临床智能辅助诊疗与医学影像智能分析两个主要应用领域。最后,进一步探索了智能医学的未来发展趋势。

8.7　习题

1. 智能的主要内涵是什么?
2. 人工智能与人类智能有哪些联系和区别?
3. 智能医学的主要内涵是什么?
4. 医学专家系统与临床决策支持系统的主要区别有哪些?
5. 本章简要介绍了无监督学习,思考一下什么是监督学习?

参 考 文 献

［1］刘荣.智能医学［M］.北京:人民卫生出版社,2018.

［2］娄岩.智能医学概论［M］.北京:中国铁道出版社,2018.

［3］Lake B,Salakhutdinov R,Tenenbaum J.Human-level concept learning through probabilistic program induction［J］.Science,2015,350(6266):1332–1338.

［4］Ellis H.Harvey Cushing:Cushing's disease［J］.Journal of perioperative practice,2012,22(9):298–299.

［5］Ferry G.History:Fifty years of EMBO.Nature,2014,511(7508):150–151.

［6］Human genomes,public and private.Nature,2001,409(745):1.

［7］卢培佩,胡建安,计算机专家系统在疾病诊疗中的应用和发展［J］.实用预防医学,2011(06):25.

［8］李峰,庄军,刘侃,等,医学专家决策支持系统的发展和现状综述［J］.医学信息,2007(04):05.

［9］叶枫,基于CBR–RBR集成方法的临床决策支持系统研究［D］.杭州:浙江大学,2011.

［10］刘存德,肝病数据挖掘与专家系统的研究［D］.南宁:广西大学,2015.

［11］刘雪鸥,医学图像模式识别技术的研究及应用［D］.太原:太原理工大学,2006.

［12］孟宪鹏,浅谈模式识别在图像识别中的应用［J］.理论与算法,2017,3:29–31.

［13］窦瑞欣.深度学习算法在医学影像学中的应用及研究进展［J］.中国医学计算机成像.2018,5:369–372.

［14］Wang H,Xu X,et al.Elaboration of a multisequence MRI-based radiomics signature for the preoperative prediction of the muscle-invasive status of bladder cancer:a double-center study［J］,European Radiology,2020,30(9):4816–4827.

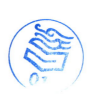